Unterdorfer | Deutinger | Langer
Richter | Wimmer-Puchinger

# Wahnsinnig schön

SYLVIA UNTERDORFER

MARIA DEUTINGER
MICHAELA LANGER
CLAUDIA RICHTER
BEATE WIMMER-PUCHINGER

# WAHNSINNIG schön

## Schönheitssucht, Jugendwahn & Körperkult

GOLDEGG VERLAG

Jeder Text spiegelt jeweils die Meinung jener Autorin wider, die den Beitrag verfasst hat und muss nicht zwingend der Meinung aller Autorinnen entsprechen.

Fotorechte: Maria Deutinger – Copyright ZVG M. Deutinger
Michaela Langer – Copyright Jakob Kolar
Claudia Richter – Copyright Claudia Richter
Sylvia Unterdorfer – Copyright ORF
Beate Wimmer-Puchinger – Copyright Inge Prader

Quellenverweise: www.zukunftsinstitut.de Body & Health



Der Verlag und seine Autorinnen sind für Reaktionen, Hinweise oder Meinungen dankbar. Bitte wenden Sie sich diesbezüglich an verlag@goldegg-verlag.com.

ISBN: 978-3-901880-14-8

Mommsengasse 4/2 • A-1040 Wien
Telefon: +43 (0) 1 5054376-0
E-Mail: office@goldegg-verlag.com
http://www.goldegg-verlag.com
Lektorat und Herstellung: Goldegg Verlag GmbH
Druck: CPI Moravia Books

# Vorwort von Michael Köhlmeier

Schönheit und Gesundheit sind in unserer Zeit ein Verhältnis eingegangen und zwar ein leidenschaftliches Verhältnis, wie man es aus der Vergangenheit nicht kennt – ein, wie ich meine, durchaus verhängnisvolles Verhältnis; und der Brautführer war das Fernsehen.

Vor nicht langer Zeit saß ich mit meinem lieben Freund Roberto DiDonato, Professor für deutsche Sprache und Literatur an der Miami University in Oxford Ohio in der Mensa, da kam eine Studentin an unseren Tisch und fragte ihn etwas, und als sie wieder gegangen war, sagte ich, mir seien ihre wunderschönen Zähne aufgefallen; worauf er, dessen Hang zu Paradoxien ich immer bewundert habe, antwortete, genau aus diesem Grund studiere sie ja auch hier, die Miami University werde nämlich von Kindern des gehobenen Mittelstandes besucht und die würden sich allesamt nach einem von landläufigen Fernsehserien vorgegebenen Ideal die Zähne regulieren lassen. Ich blickte mich in dem großen Speisesaal um und sah, dass er recht hatte: Alle Studenten hatten die gleichen Zähne, alle waren sie wunderschön strahlend, makellos, als wären sie in derselben Form gegossen worden; Markenzeichen, Ausweise, Erkennungszeichen – wie die Schilder über den Stoßstangen ihrer Autos.

Damit waren für mich Zähne kein Merkmal von Schönheit mehr, jedenfalls nicht auf diesem Campus. Wenn hier jemand sagte, ich bin schön, dann würde niemand an seine Zähne als das Schöne denken. Denn über die Wirkung dieser Schönheit ließ sich keine Individualität errichten und festigen, ließ sich nicht mehr vernehmbar „Ich“ sagen.

Der Begriff Schönheit, angewandt auf den Menschen und seinen Körper, enthält eine merkwürdige Dichotomie: Im gleichen Maße, wie Schönheit Individualität verspricht, droht sie, dieselbe auszulöschen.

Das Ich strebt nach Schönheit und Vollkommenheit – um irgendwann auf dem Weg dorthin festzustellen, dass es sich, am Ziel angekommen, auflösen wird, nämlich weil es vom goldenen Baum des grünen Lebens abgeschnitten und in der grauen Theorie des Ideals landen wird. – So widersprüchlich und eigentlich unsinnig versinnbildlichte Goethe das Leben – widersprüchlich, unsinnig: eben behaftet mit dem Makel des Unfertigen, des nicht Idealen.

Und doch macht sich das Ego immer wieder auf den Weg zu Schönheit, Gesundheit, Vollkommenheit, um besser und stärker und schöner zu sein als die anderen, um im grauen Meer der Mitmenschen auf einen Blick erkannt zu werden.

Das Versprechen lautet: Der schöne, gesunde Mensch erhebt sich über die Natur und wird dadurch unverwechselbar.

Das ist ein Irrtum.

Denn die Natur steht ja bereits auf der Seite des unverwechselbaren Individuums und zwar auf eine unbarmherzige Art, sie kennt nur mit Mängel und Makel versehene Individuen. Sie kennt kein Ideal, sie kennt nicht das Allgemeine, sondern nur das Besondere. Die Natur weiß nichts von Kategorien wie schön, gesund, vollkommen, ideal.

Der Mensch aber braucht Kategorien, um sich zurechtzufinden. Der Irrtum besteht darin, dass wir diese Kategorien, diese Ideale, diese Normen mit der Wirklichkeit verwechseln.

In Kategorien legen wir fest, was der Norm entspricht und was nicht. Das Besondere dagegen bedeutet Abweichung von der Norm. Das Ich ist Abweichung von der

Norm, ist nachgerade der denkbar größte Verstoß gegen die Norm. Schönheit dagegen ist Normsache. Auch Gesundheit ist Normsache. Sie können von der Natur in vollkommener Form nicht geleistet werden. Das lässt uns verzweifeln.

Aber man kann ja nachhelfen.

Heute weiß die ganze Welt, was als schön gilt und was nicht. Die lange Nase, die einen Mann von einem anderen unterschied und ihm deshalb zu unverwechselbarer Individualität verhalf, ihn aber auch dem Gespött aussetzte, sie kann korrigiert werden.

Mein Freund Roberto erzählte mir vor kurzem am Telefon, inzwischen hätten alle seine Studenten nicht nur die gleichen Zähne, sondern auch die gleichen Nasen und die Studentinnen hätten die gleichen Busen und die gleichen Hüften, und seit es Mode geworden sei, sich von den Eltern zum Geburtstag eine Logotherapie schenken zu lassen, hörten sie sich auch alle gleich an, die Studenten sonor wie George W. Bush, die Studentinnen wie Madonna.

Solche Schönheit kostet Geld, aber sie kostet immer weniger, bald wird sie in die Basisausstattung unserer Grundversorgung aufgenommen werden wie das Telefon, der Fernsehapparat oder das Auto. Dann haben wir der Natur ein Stück Gerechtigkeit entgegengeschleudert. Dann sind wir alle dem Ideal ein Stück näher gerückt, sind wir alle ein Stück gleicher geworden – und dadurch: ein Stück weniger individuell.

# Inhaltsübersicht

**Die Schönheitssucht – wo sind die Grenzen?**
Schönheit als Lebensprinzip? | Eine Operation ist eine Operation | Wenn die Haut verbrennt – die „sanften“ Methoden | Botox – eine neue Religion | Alte neue Wunderkuren | Zwischen Scharlatanen und Abzockern | Alles „nur für mich“? | Tante Jolesch und der „neue“ Mann | Wenn der Schönheitswahn krank macht ... | Florida – Mekka der Schönheitssüchtigen | Das große Geschäft mit dem Körper | Tot statt schön? | Die Reise nach Silikon Valley – und die bösen Folgen | „Schönheitschirurg“ – gibt es gar nicht | Extrem – Knochenbrecher und Wahrnehmungsstörungen

**Wie das Geschäft funktioniert**
Die Bilder sind falsch ... | Schönheitsexperten unter sich | Schönheit ist ein Geschäft | Verschönerungen live im Fernsehen ...

**Wir sind schön!**
Jeder ist schön | Was Eltern für ihre Kinder tun können ... | Die einfachen Alltagstricks | Wie entkommen wir dem Schönheitswahn? | Muss es wirklich eine Operation sein? | Was ganz wichtig ist ...

# Inhaltsverzeichnis

# Was ist schön?

## Werden wir immer „schöner"?

Zu Tode gehungert; mit Messern malträtiert; Injektionen mit einem muskellähmenden Gift erhalten; oberste Hautschicht verdampft; Fremdkörper eingepflanzt; Beine von fremder Hand gebrochen; mittels Laser Löcher in die Haut geschossen; Schmerzen durch großflächige Wunden; mit Hormonen vollgepumpt; geschwollene Gesichter; Lider, die sich nicht mehr ganz schließen lassen – Szenen aus Frankensteins Labor? Mitnichten! Szenen aus dem (Alb-)Traumbuch des heutigen Schönheitswahns.

Gewiss, schön sein wollte vor allem Frau zu jeder Zeit – von der Antike weg. Aber heutzutage nimmt der Schönheitswahn im wahrsten Sinne des Wortes pathologische Züge an. Schönheitspflicht ist überall und immer, Cellulite und Bäuche werden zur Krankheit hochstilisiert.

Vice versa macht das verbissene Hinterherjagen nach Schönheitsidealen krank. Der ewige Kampf gegen den eigenen Körper verhindert unbeschwerte Lebensfreude, das Geifern nach einem unerreichbaren Schönheitsideal verursacht Megastress, vorprogrammierte Versagensgefühle erzeugen Frust. Vergällte Lebensfreude, viel Stress, viel Frust – ein gesundheitsfeindliches Trio, das psychischen, physischen und psychosomatischen Krankheiten Tür und Tor öffnet. Statt natürlicher Freude an der Verschönerung, krampfhafte Manie zum modellierten Maß aus Fleisch und Blut, die Schöngetrimmte häufig ihrer Lebendigkeit beraubt. Der Körper ist nicht mehr natürliche Quelle der Freude, sondern fremdbestimmte Quelle der Qual.

Der Mensch hat immer mehr das Gefühl, er könne alles selbst gestalten, einschließlich seines Körpers. Alles ist möglich. Design yourself. Allerdings nicht nach eigenem Geschmack, sondern nach Diktat, dem Diktat von Medien, Modemachern und Werbung.

Design your Vagina, lass' dir Schamlippen unterfüttern, die Klitoris modifizieren, die Vagina verengen. Das ist in, das ist cool. Laut American Society of Plastic Surgery ist die Vaginalchirurgie das am schnellsten wachsende Segment dieser Fachrichtung.

Schwarze Schafe der schönheitsmedizinischen US-Sippe ziehen derzeit mit „Job Fighter Packages" auf das Schlachtfeld des Schönheitskampfes: Ihre willfährigen Opfer sind Männer und Frauen, die um ihre Jobs fürchten. Der einknickende und hart umkämpfte Arbeitsmarkt treibt Menschen in Zeiten der Wirtschaftskrise zu Face-Liftings und Verjüngungskuren. Auch in China soll die Zahl der Schönheitsoperationen seit Beginn der Wirtschaftskrise fast um die Hälfte zugenommen haben. Weil die Menschen glauben, mit besserem Aussehen eher einen Job zu ergattern. Und die Schönheitschirurgen wetzen schon ihre Messer.

Aber auch abseits der Krise finden „Attraktivitäts-Ärzte" reiche Beute. In den USA ist die Schönheitsoperation in einigen Bevölkerungsschichten bereits zum gleichrangigen Geschenk neben dem ersten Auto beim College-Abschluss avanciert. In einer nicht mehr ganz taufrischen Ausgabe des amerikanischen Wochenmagazins „Focus" berichtete eine Mutter über ihre Einstellung zum Schönheitseingriff, den ihre 15-jährige Tochter wünschte, fast einforderte: „Well, I did feel psychological resistance in myself, but she really wanted it and I couldn't tell her no. After all, pretty women have a better time in this world, don't they? I asked my husband to stop smoking to cover the amount necessary for her operation."

Der Wahnsinn bricht auch Knochen, Unterschenkelknochen. In langwierigen, schmerzhaften und risikoreichen Prozeduren werden dann die Beine verlängert. Weil die doch als sexy gelten.

Ein Glück direkt, dass sich Herz, Hirn und Nieren in unserem Körperinneren befinden. Würden wir sie außen tragen, sie blieben ganz sicher nicht vom Schönheits-Tsumani verschont; sie würden vergrößert, verkleinert, entfaltet, wie es beliebt.

„Der Körper wird nur noch als bloßes Material gesehen, als Instrument zur Selbstdarstellung. Es zählt nicht mehr die Persönlichkeit, sondern nur noch das Image, das man der Welt präsentiert", formuliert es Ilona Kickbusch, Gesundheitsberaterin des Schweizer Bundesamtes für Gesundheit. Der Wunsch, sein Äußeres beliebig zu gestalten, ist Ausdruck einer gewissen Dekadenz, ist häufig äußerliches Zeichen einer inneren Leere. Etliche aber empfinden Schlankeitshysterie und Schönheitskrampf schon gar nicht mehr als reale Probleme, weil sich diese Obsession unserer Kultur regelrecht übergestülpt hat.

## Schönheit – Dolce Vita unter Palmen

Sie klingt nach Sonne, Strand und Dolce Vita unter Palmen: die Schönheit. Sie muss offensichtlich rar sein, denn jeder will sie haben, will schlank und schön sein, am besten noch reich dazu. Und tatsächlich ist sie rar, denn niemals in der Zivilisationsgeschichte der Menschheit fanden sich mehr extrem Fettleibige oder psychisch verstimmte Menschen als heute. Und ein Blick in die U-Bahn bestätigt: Die meisten Menschen sehen müde, blass und frustriert aus, von Schönheit ist da keine Spur. Auch dieses Bild ist in der Zivilisationsgeschichte außergewöhnlich, denn wie wir aus der anthropologischen Forschung wissen, sahen die Menschen in Naturvölkern stets um vieles glücklicher – und damit unvergleichlich schöner – aus.

Doch das Rettende naht, zumindest auf den ersten Blick. So hat sich in der jüngsten Zeit eine mächtige Schönheitsindustrie etabliert, die von Kosmetikprodukten aller Arten über Beauty-Angebote von Wellnesshotels bis hin zur sogenannten Ästhetischen Chirurgie reicht. Gab es in Österreich noch vor 15 Jahren nur knapp ein halbes Dutzend an Schönheitsfarmen und vor zehn Jahren nur in jedem zehnten Wellnesshotel ein Kosmetikprogramm, so ist dieses heute bereits in 590 bzw. zwei Drittel aller Spa-Hotels zu finden, in Deutschland sogar in 78 Prozent der insgesamt 1 200 Wellnesshotels.

In einigen dieser Hotels kann man sich sogar gleich vor Ort einer Schönheitsoperation unterziehen. Meist geht es dabei um Vergrößerungen, also etwa der Lippen, der Brüste. Und es mag sein, dass Schönheitsoperationen in gewissen Fällen eine Verbesserung bringen können, etwa im Fall von Brüsten in Medizinballgröße, doch interessanterweise sind gerade diese Eingriffe höchst selten. Mehrheitlich geht es jedoch um eine Vergrößerung der Geschlechtsmerkmale, ganz nach dem Motto „The bigger, the better". Dieses Muster hat inzwischen längst auch schon die Männerwelt erfasst: Unter den Dutzenden Angeboten zur chemischen oder chirurgischen Penisgrößenveränderung, die man heute Tag für Tag in seinem E-Mail Eingangsordner vorfindet, gibt es ausschließlich solche, die eine Vergrößerung zum Thema haben.

Das mit Werbung und Produkt-Images handelnde weltweite Lifestyle-Industrie-Imperium arbeitet mit einer gut befüllten Trick- und Lügenkiste, deren größte Lüge wohl jene der Vorstellung vom Model, das allen Schönheitsidealen entspricht und zum Modell – zum Vorbild – für alle anderen Frauen werden soll, ist. Dabei kommen allerdings vornehmlich nur Frauen zum Einsatz, die noch gar keine Frauen sind, sondern gerade erst die letzten Pubertätspickel hinter sich gelassen haben und nun – knospenden Rosen ähnlich – ein optisch fabelhaftes Vorstadium der Blüte durchlaufen. Ein ganz kurzer Zeitraum in der Lebensspanne, eine nur wenige Jahre dauernde Nach-Kind-noch-nicht-Erwachsener-sein-Phase, die so präsentiert wird, als könne sie das ganze Leben anhalten. Also nichts anderes als absoluter Schwachsinn. Dabei müsste es doch selbst dem Dümmsten längst aufgefallen sein, dass diese Model-Welt stets neue Gesichter braucht, weil die alten schon nach ein paar Jahren buchstäblich verbraucht sind.

Was uns die Schönheitsindustrie vorgaukeln möchte, ist eine reine Konsumformel. Nämlich die Botschaft, dass man Schönheit kaufen könne und wie ein neues Kleid einfach nur überzustreifen brauche, um schön zu sein. Je mehr Geld man dafür ausgibt, um so besser fiele das Ergebnis aus. Wer nicht genug investiert, muss sich demnach mit einem bescheideneren Ergebnis zufrieden geben. Die Wahrheit ist jedoch, dass man mehr oder weniger schön geboren wird, dass man an dieser Schönheit allerdings ein Leben lang arbeiten muss. Die entscheidenden Bereiche lauten hier Bewegung, Ernährung, Entspannung, soziale Beziehungen und – Gedanken.

Gedanken? Es liegt auf der Hand, dass man strahlende Augen, eine gesunde Gesichtsfarbe, durchblutete Lippen, rosa Backen, einen grazilen Gang und eine anmutige Körperhaltung nicht durch fettige Pommes auf der Couch bei verdummenden Fernsehmenüs erlangen kann, aber was haben Gedanken mit Schönheit zu tun? Sehr viel, denn sie prägen unser Aussehen. Selbst dem schönsten Gesicht wird es mit fortschreitendem Alter immer stärker anzusehen sein, was sich dahinter verbirgt. Angst, Neid, Geiz und andere, bewusste oder unbewusste Geisteshaltungen sind jedem früher oder später ins Gesicht geschnitten und prägen unsere Züge um ein Vielfaches mehr als Chirurgenskalpelle es jemals vermögen würden. Es kommt daher nicht von ungefähr, wenn das Christentum Hochmut (Eitelkeit), Genusssucht, Habgier, Rachsucht, Neid, Faulheit und Selbstsucht als „Wurzelsünden" (auch: die „Sieben Todsünden") bezeichnet.

Die Natur zeigt es uns vor: Schönheit ist nicht etwa Ebenmaß, sondern vor allem Ausstrahlung. Das ist Ausdruck, der berührt. Geradezu eine berührende Offenbarung bietet die Natur – denken wir an den Grand Canyon, die Masuren, das Lesachtal, norwegische Fjordlandschaften –, zumindest dort, wo sie unberührt ist.

Und noch ein weiteres Beispiel für diesen Zusammenhang sei hier zitiert, nämlich das Gesicht des verstorbenen Popsängers Michael Jackson. Nach unzähligen Schönheitsoperationen hätte es wohl mehr oder weniger dem Ideal entsprechen müssen, das sich der Star ursprünglich unter der eigenen Schönheit vorgestellt hatte. In Wirklichkeit war es allerdings kaum mehr als eine entstellende Maske, die erschaudern ließ, weil ihr jegliche Ausstrahlung fehlte. Es war wohl kein Zufall, dass Jackson trotz der vermeintlich erzielten Perfektion vor der Öffentlichkeit versteckt und völlig zurückgezogen in Dubai lebte. Nebenbei gesagt in einer Stadt, die an eine aus der Retorte entstandene Künstlichkeit erinnert und nicht zuletzt deshalb wohl zu den hässlichsten Metropolen der Welt zu zählen ist. Eine Stadt, die als Symbol von Finanzspekulation und Künstlichkeit gilt – beides ist höchst unschön.

Analog dazu ist die Schönheitsindustrie Teil einer wahrhaften Blenderkultur, wie sie auch in anderen Bereichen unserer westlichen Zivilisation zu finden ist, als Stichwort dazu sei etwa nur an die falschen Worte und Taten von Politikern, Bankern und Finanzleuten erinnert, die zur gegenwärtigen globalen Wirtschaftskrise geführt haben.

Fazit: Schönheit wird zum allergrößten Teil, sagen wir ruhig mal zu mindestens von 95 Prozent, von der Ausstrahlung bestimmt. Selbst die teuerste Creme und selbst der beste Chirurg helfen hier nicht weiter, schon gar nicht, wenn man unter Stress, Erschöpfungszuständen, Magen-Darm-Problemen oder Rückenschmerzen leidet. Und auch Botox versagt, wenn Gier, Neid oder Frust die Gesichtszüge verhärten. Wir müssen erst verstehen, was uns der Kern jeder Religion seit Jahrtausenden zu vermitteln versucht, was man in allen alten Kulturen wusste: Die Schönheitsindustrie kann bestenfalls ein bisschen verschönern. Doch unsere psychischen und die physischen Ressourcen sind nicht nur unser größtes Kapital im Leben, sondern auch die mit großem Abstand wirkungsvollsten Tools zur Erlangung von Schönheit. Zugegeben: Das Lernen von ein paar Kapiteln Lebensweisheit ist die Voraussetzung dafür.

## Vorteil Schönheit?

Liest man Bücher über Schönheit, glaubt man einigen Resultaten der Attraktivitätsforschung und überspitzt man das Ganze ein wenig, so müssten sich eigentlich all jene, die nicht mit Schönheit gesegnet sind, gleich die Kugel geben. Oder sich eben „Gerechtigkeit“ beim Chirurgen holen; und dann all jene Vorteile genießen, die Schöne so haben sollen.

Schöne nämlich erhalten leichter und bessere Jobs, sagt

die Forschung; sie genießen ein höheres Ansehen beziehungsweise sind erfolgreicher, sagen sieben von zehn Österreichern laut einer Spectra-Umfrage. Demnach glauben 50 Prozent der Alpenrepublikaner, dass attraktive Menschen öfter anderen überlegen sind und schneller ernst genommen werden; sie ergattern leichter einen Partner, werden sozial als kompetenter eingestuft und bekommen schneller Hilfe angeboten; ja, es wird ihnen sogar mehr Respekt gezollt, behauptet ebenfalls die Forschung. Und bei Gesetzesübertretungen erhalten sie mildere Urteile. Auch Justitia also ein Opfer des Jugendwahns? Überdurchschnittlich gut aussehende Personen verdienen um zehn bis fünfzehn Prozent mehr als ihre optischen Durchschnitts-Kollegen. Nur weil sie gut aussehen? Oder weil sie auch mehr leisten? Ist Faltenfreiheit mehr wert als Wissen? Ein Affront gegen die Vernunft. Es gilt jedenfalls zunehmend als stil- und disziplinlos, nicht jung und attraktiv zu sein. Das Altern ist ja wirklich ein Skandal!

Der Optimierungswahn hat einen Wertewandel hervorgebracht. Das „Down-Aging" – wie so vieles von den USA zu uns herübergeschwappt – hat unser Wertmaß massiv beeinflusst. Hülle herrscht über Herz und Hirn, außen hui, innen pfui. Leer, unausgefüllt, schönheitskrank. Und die ewig Schönen, die ewig Attraktiven, die uns da ständig via Medien anstrahlen, beeinflussen unsere körperliche Selbstwahrnehmung. Wie schauen wir denn aus um Himmels willen!

Äußerlichkeiten punkten, der Körper ist zum Sinneszentrum der Erfolgsgesellschaft geworden. Jung, schön, attraktiv, das ist es, was zählt. Jünger, schöner, attraktiver zählt noch mehr. Aber kaum eine Frau kann die vorgeschriebenen Formen und Maße erreichen. Sie will, sie muss, sie soll aber. Der Druck schafft Depressionen und Sklavinnen, Schönheitssklavinnen. Und die sind auch noch dankbar, wenn ihnen ein Chirurg für 4000 Euro das Gesicht glättet oder ihnen ein Mann nach einer 1500-Euro-Mayr-Kur ein Kompliment für ihre Figur macht. „Weiße Frauen machen aus ihrem Körper und Gesicht ein Silikon- und Lifting-Schlachtfeld", bedauert US-Sonderbotschafterin Waris Dirie.

Kann da ein Durchschnittsmensch noch überleben? Wo, bitte, bleiben all die wenig Attraktiven und gar die Hässlichen? Nein, nein, sie bleiben ganz und gar nicht auf der Strecke. All die „grauen Mäuse", sie können sich neben der Glitzerwelt der aufgespritzten Schönheiten, Spindeldürren und Atombusigen schon ganz gut behaupten. Kunststück, sie sind ja auch noch (!?) die absolute Mehrheit auf dieser Welt. Und außerdem: Hat es für die Entschlüsselung des Genoms, für die erste Mondlandung oder die Erfindung des Computers schöner Menschen bedurft? Na, Gott sei Dank, es gibt sie also doch noch die Dinge, für die man nicht unbedingt attraktiv sein muss, um etwas weiterzubringen.

Und noch einmal außerdem: Schließlich sagt sogar die Attraktivitätsforschung, dass der Mensch Durchschnitt mag. Das Bekannte ist attraktiv, spricht an. Also was dann, schön oder Durchschnitt? Was kommt an, wer kriegt eher den Job? Wer schneller einen Mann? Die Schöne oder doch die Durchschnittliche? Ein Widerspruch. Nur einer von den vielen, die jeden begleiten, der sich in die philosophische und psychologische und soziale Welt der Schönheitsforschung begibt.

Gleich eines von vielen Beispielen: Etliche Studien behaupten ja, dass schönere Menschen intelligenter eingestuft werden als weniger schöne. Eine sehr junge Wiener Untersuchung kommt indes zu einem anderen Ergebnis und das wird Otto-Normalverbraucher(in) in Sachen Outfit freuen. A. o. Prof. Mag. Ulrike Willinger, klinische

Psychologin an der Universitätsklinik für Neurologie, hat dazu 783 Frauen und Männer im Durchschnittsalter von 36 Jahren befragt. Ihnen wurden Geschichten vorgelegt, wobei die Hauptperson entweder sehr schön, sehr hässlich oder aussehensmäßig neutral war. Also: Die sehr schöne Sekretärin Eva Huber arbeitet ... Herr Müller, ein besonders hässlicher Mann, ist Geschäftsführer von ... Frau Maier ist Ordinationsgehilfin bei ... Und nun raten Sie einmal, wen die Probanden und Probandinnen am intelligentesten eingeschätzt haben. Nein, nicht die Schönen, auch nicht die Hässlichen, sondern die Unbeschriebenen. „Sehr Schöne und sehr Hässliche werden als geringer intelligent und geringer sozial eingeschätzt", schließt Willinger daraus. Sie widerspricht damit Behauptungen etlicher anderer Attraktivitätsforscher. Und gibt der nicht so Schönen, dem nicht so toll Aussehenden wieder Boden unter den Füßen, den ihm eine von Glamour und Schönheit besessene Welt – „nur der Fesche macht Karriere", „nur die Schöne hat Charakter", „nur Klum-Klonen geht es gut" – schon fast entzogen hätte?

Zu früh gefreut, die Keule kommt gleich, man braucht nur eine andere Studie herzunehmen. Etwa die der San Diego State University: Da beurteilten je 70 weibliche und männliche Studenten kurze Essays und deren Autorinnen, die bildlich dargestellt waren. Die Story war immer ein und dieselbe, die Bilder der Autorinnen schwankten zwischen schön und unattraktiv. Jeweils die Hälfte der männlichen und weiblichen Probanden lasen den Essay einer schönen Autorin, der Rest bekam die (selbe) Geschichte, zugeordnet einer unattraktiven Schreiberin. Sie können sich den Ausgang der Geschichte vorstellen?

Nun denn, er ist nicht gerade ein Intelligenzzeichen für das starke Geschlecht: Das bewertete die schöne Autorin als signifikant talentierter, ihren Essay (der ja aber immer derselbe war) als viel besser geschrieben. Weibliche Studienteilnehmer ließen sich indes nicht vom Aussehen der Autorin blenden. Und wenn ein Mann als Schreiber zu beurteilen gewesen wäre, könnte nun so mancher Leser kritisch hinterfragen. Ist geschehen, die gleiche Studie wurde auch mit einem männlichen attraktiven und einem unattraktiven Autor gemacht. Diesmal ließen sich die männlichen Probanden vom Aussehen nicht beeinflussen, aber – auch die Frauen nicht!

Was sagt uns der Ausgang dieser Studie? Männer lassen sich bei der Beurteilung einer weiblichen Arbeit mehr von äußeren Faktoren leiten. Na dann Gnade Gott, wenn ein männlicher Chef die schöne Arbeit seiner „hässlichen“ Sekretärin beurteilt.

## Wen Frauen schön finden – und wen Männer schön finden

Bleiben wir gleich beim geschlechtsspezifischen Unterschied in Sachen Schönheit, begutachten wir eine andere Untersuchung, die Willinger in Wien gemacht hat. Gefragt wurden Männer wie Frauen nach den fünf wichtigsten Eigenschaften, die die Idealfrau, der Idealmann haben sollten. Erraten! Beim Mann rangiert an erster Stelle die Attraktivität. Was ein wenig verwundert: Es folgen dann die Eigenschaften „intelligent und gebildet“. Erst dann kommen die Werte liebevoll und treu und an fünfter Stelle humorvoll. „Wenn der Mann sich eine humorvolle Frau wünscht, meint er aber damit, dass sie über seine Witze lachen soll. Sie braucht nicht über die Witze anderer zu lachen und schon gar nicht selbst humorvoll sein“, hat Willinger herausgefunden. Die Eigenschaften, die Frau am

Manne mag: selbstbewusst; intelligent und gebildet; liebevoll; attraktiv; erfolgreich und zielstrebig.

Kaum ist dieser Satz zu Ende geschrieben, ereilt uns schon, einer Hetzjagd gleich, die nächste neue Studie zum Thema Attraktivität. Sie kommt aus den USA und besagt: Menschen, die den Drang haben, besonders attraktiv zu sein, haben mehr Angst auf Grund ihres Aussehens zurückgewiesen zu werden als jene, denen Äußerlichkeiten nicht die Welt bedeuten. Studienautorin Lora Park: „Der selbstauferlegte Druck, attraktiv sein zu müssen, um in der Gesellschaft anerkannt zu werden, ist ein großes Problem. Das versperrt vielen Menschen den Weg einer positiven Entwicklung und vor allem den Spaß am Leben."

## Die Schönmacher

Was ist nun eigentlich schön? Das Gesicht, der Körper, das, den uns die Natur gegeben hat oder das Kunstwerk, das Chemie und Chirurgie daraus machten?

Und wer beurteilt, was denn nun schön ist? Attraktivitätsforscher bringen da immer wieder die Evolutionsbiologie ins Spiel. „Große Brüste und volle Lippen bei der Frau sowie Brusthaare und Muskeln beim Mann signalisieren demnach Fruchtbarkeit und Zeugungsfähigkeit, versprechen also, dass die Art erhalten bleibt und das macht instinktiv attraktiv. In ihren fruchtbaren Phasen findet die Frau auch mehr Männer attraktiv als sonst", skizziert Univ.-Prof. Dr. Karin Gutiérrez-Lobos, Vizerektorin für Personalentwicklung und Frauenförderung der medizinischen Universität Wien, einen evolutionsbiologischen Ansatz. Aber eben nur einen Ansatz, denn Schönheit – so die Vizerektorin – ist aus mehreren Elementen gezimmert.

Was den Gaumen unseres ästhetischen Empfindens kitzelt, hängt schließlich auch von den Vorlieben des Betrachters – seinen persönlichen Beziehungen zu Mensch und Objekt – ab. Schönheit ist nie ganz losgelöst von subjektivem Empfinden. So behauptete etwa der allseits bekannte Sigmund Freud, dass uns dieser oder jener Partner anspricht, weil wir in ihm, in ihr einen Teil unserer Eltern finden oder einer Bezugsperson, die uns als Kind geprägt hat.

Seit altersher werden auch immer wieder Klarheit, Symmetrie, Harmonie und Farbgebung ins Spiel gebracht, wenn es um die Schönheit geht. Dante Alighieri beispielsweise schrieb: „Man nennt das schön, dessen Teile in entsprechendem Verhältnis zueinander stehen. Denn aus der Harmonie der Teile entspringt Wohlgefallen. Ein Mensch erscheint dann als schön, wenn seine Glieder in entsprechendem Verhältnis zueinanderstehen".

Einige Studien der Jetztzeit sprechen auch davon, dass symmetrische und durchschnittliche Gesichter als attraktiv eingestuft werden. Anderen Untersuchungen zufolge besteht wieder wenig Zusammenhang zwischen Attraktivität und Symmetrie. Und wieder andere zeigen auf, dass perfekt symmetrische Gesichter nicht als attraktiv eingestuft werden, da sie unnatürlich wirken. Eine Leitlinie von Schönheitsforschern heißt: Durchschnitt macht schön. Ein anderer Zweig vertritt die These, dass Schönheit mehr als Durchschnitt ist. Da ist er schon wieder, der Widerspruch.

Um der Verwirrung noch ein Krönchen aufzusetzen, kommen auch noch die Hormone als Attraktivitäts-Juroren ins Spiel. Es heißt jedenfalls, dass gerade Männer mit hohen Testosteron-Spiegeln Frauen mit femininen Gesichtern viel attraktiver finden als Frauen mit weniger femininen Gesichtern. Jüngst haben amerikanische Wissenschafter zudem so etwas wie ein Schönheitshormon bei Frauen entdeckt: Jene, die höhere Spiegel des Sexualhormons Estradiol im Blut haben, finden sich selbst schöner und werden auch von anderen als attraktiver empfunden. Außerdem haben diese Frauen auch mehr Beziehungen als andere und sind auch eher zu Seitensprüngen bereit.

Zurück in die evolutionsbiologische Ecke, die uns ja auch gerne mit der Tierwelt kommt. Am Beispiel Pfau: Männchen mit besonders großen und schönen Schwänzen kommen bei den Weibchen besser an. Dies, so wird gedeutet, hängt nicht in erster Linie mit dem Aussehen des männlichen Pfaus zusammen, sondern vor allem damit, dass ein großer Schwanz Stärke signalisiert, Gesundheit und gute Gene. Und bei uns Menschen sollte das genau so funktionieren?

Ein anderes Beispiel aus der Evolutionsbiologie durchleuchtet der Wissenschaftsautor Gábor Paál im Dossier „Kunst und Musik" der Zeitschrift „Gehirn & Geist" (3/2008). O-Text: „Als Versuche ergaben, dass Menschen überall auf der Welt Flussregionen und Gegenden mit saftig grüner Vegetation ansprechender finden als Wüsten und schroffe Gebirge, lag die Begründung schnell auf der Hand: Für unsere Vorfahren sei ein Leben in solchen Landschaften nun einmal von Vorteil gewesen, denn dort gab es zum einen Aussicht auf Nahrung und Wasser, zum anderen boten sie auch einen gewissen Schutz vor Feinden. Als Selektionsvorteil habe sich dieses ‚Schönheitsideal' gewissermaßen in unser Erbgut programmiert". Die Argumentation leuchtet ein, meint Paál, lässt sich jedoch, wie die meisten evolutionsbiologischen Interpretationen menschlichen Verhaltens, nicht schlüssig beweisen.

Bei der Beurteilung von schön oder hässlich, begehrenswert oder abstoßend, haben wohl auch Gesellschaft, Politik, Kultur und Zeitgeschichte ein Wörtchen mitzureden. Dieser Meinung etlicher Sozialwissenschafter widerspricht der Evolutionspsychologe Geoffrey F. Miller in seinem Buch „Die sexuelle Evolution“. Er schreibt da unter anderem: „Wenn Anthropologen behaupten, die Schönheitsideale schwankten je nach Kulturkreis erheblich, befassen sie sich meist auf die falsche Weise mit den falschen Merkmalen. Vielleicht mögen die Individuen der verschiedenen Kulturen unterschiedliche Hautfarben, aber alle bevorzugen saubere, glatte, faltenlose Haut. Frauen mögen unterschiedlich große Männer, aber fast alle ziehen Männer vor, die größer sind als sie selbst. Verschiedene ethnische Gruppen mögen vielleicht unterschiedliche Gesichtsformen, aber alle bevorzugen Gesichter, die symmetrisch sind und dem Durchschnitt ihrer Population entsprechen“.

Wirklich?

In Korea sind „Mandelaugen“ die Norm. Trotzdem lassen sich 50 Prozent der Mädchen ihre asiatischen Schlupflider operieren, um den „westlichen Blick“ zu bekommen. Oder: Der Durchschnitt der asiatischen Frauen hat einen etwas dunkleren Teint. Viele, sehr viele Bewohnerinnen bestimmter asiatischer Regionen aber bleichen ihre Gesichter mit gesundheitsschädigenden Mittelchen – helle Haut ist dort der Inbegriff von Schönheit. Und bei uns, wo helle Haut naturgegebener Durchschnitt ist, wird in der Sonne geröstet, wird braungebraten, wird wissentlich Hautkrebs riskiert – black is beautiful.

Schönheit oder das, was man darunter versteht, ist ganz sicher immer auch einem Wandel unterlegen. In alten Zeiten war dick adrett. Eine Keilschrift aus dem Zweistromland erzählt, dass ein Brautpaar vor der Hochzeit wochenlang regelrecht gemästet wurde, um für den großen Tag schön rund zu sein. Auch die alten Römer schätzten füllige Körperformen. Mager war ein Zeichen von arm und krank, und wer wollte das schon sein. In der Renaissance war ebenfalls Üppigkeit gefragt, mächtige Busen, starke Hüften. Im Frankreich des 16. Jahrhundert schwärmte man vom Doppelkinn und einem Leben ohne Taille. Im Europa des 18. Jahrhunderts dann ein Schwank zur Schlankheit, zart ist nun gefragt. In China sind zur selben Zeit kleine Frauenfüße das Schönheits- und Sex-Ideal. Im Bürgertum des 19. Jahrhunderts ist wieder Körperfülle gern gesehen, als Symbol für Wohlstand, dünn war das Proletariat. Später gerät Fett abermals in Verruf. Die Idealfrau der Nachkriegszeit war gertenschlank.

Dann kommen Film und Fernsehen. Und verändern viel. Unter anderem das traditionelle Schönheitsideal brasilianischer Frauen, das da war: ausladender Hintern, kleine, feste Brüste. Das Satelliten-TV weckte neue Begehrlichkeiten, groß, größer sollte der Busen fortan sein.

Marylin Monroe hatte Kleidergröße 42 und war mit einem Body Mass Index von 26 begehrt, beliebt, schön. Nur drei Jahre nach ihrem Tod änderte sich das weibliche Idealbild wiederum gewaltig. In den 1960er Jahren durften schöne Frauen keinen Gramm Fett am Körper haben. Twiggy, 1,70 Meter groß und 41 oder 42 Kilo leicht, hauchte über den Äther.

Fortan wird abgenommen, Mädchen und Models magern ab, hungern sich mitunter zu Tode. Die Welt erfährt vom brasilianischen Model Ana Carolina Reston, die 2008 mit 21 Jahren an Magersucht gestorben ist. Von den vielen unbekannten Mädchen, die der Schlankheitswahn das Leben kostet, weiß man nichts. Und auch für die Zigtausenden Menschen, die jährlich verhungern, weil sie nichts zu essen haben, gibt es kein Rampenlicht.

Bühne frei hingegen für das Schönheitsideal, das noch

nie so dünn war wie jetzt. Laut einer Umfrage von „Psychology today“ wollen 90 Prozent aller Teenager in Europa, den USA und Australien abnehmen. Ätzende Zyniker sprechen von „essgestörten Gerippen“ am Catwalk. Doch halt! Das Magermodel könnte auch schon wieder ein Auslaufmodell sein. Oder zumindest schwere Konkurrenz bekommen. In der Krise könnte dick ja durchaus wieder schick werden. Oder ist die Karriere der (stimm-)gewaltigen 28-jährigen US-Sängerin Beth Ditto, die trotz (oder gerade wegen?) der vielen Speckrollen und mit gewichtigen 95 Kilos bei 1,55 Meter Kürze heuer über Nacht zum Maskottchen der Modebranche wurde, doch nur ein Einzelfall?

Andreas Reiter, Trendforscher beim Wiener ZTB Zukunftsbüro, ortet schon ein leichtes Abrücken vom Magermodel. „Gott sei Dank, denn das hat sehr viel Unglück über junge Mädchen gebracht.“ Laut Reiter ist bereits eine Emanzipation von „solch einengenden Schönheitsidealen spürbar.“

Das Plus-Size-Modell Silvia Hampölz, von Hauptberuf Lebens- und Sozialberaterin aus Würflach in Niederösterreich, glaubt auch an eine Befreiung aus der Dürre. „Mollig mag man eben“ ist die Erfahrung der charismatischen 168 Zentimeter großen 51-Jährigen, die in den letzten Jahren 30 Kilos zugelegt hat. „Ich habe vorher in meinen schlanken Zeiten niemals so viele Komplimente bekommen“, strahlt das Model mit der Größe 44. „Ich hatte ja schon 46, wog damals 100 Kilo, aber krankheitshalber habe ich leider ein bisschen abgenommen.“ Weniger darf es aber nicht werden. „Hoffentlich, denn ich fühle mich mit meiner Körperfülle so wohl wie noch nie in meinem Leben“, sagt Hampölz. Und man glaubt es der Frau. Man sieht, man spürt es förmlich.

## Charisma & Co

Wer mit seinem Körper in Freundschaft lebt, sich in seiner eigenen Haut wohl fühlt, strahlt auch eine Art Schönheit aus, die den Mitmenschen nicht kalt lassen kann.

„Freilich haben auch Charisma und Ausstrahlung eines Menschen mit Schönheit zu tun“, sagen Psychologen, Attraktivitätsforscher, Modemacher, sagen eigentlich alle …

Sagt beispielsweise der in der Szene bekannte Wiener Mode- und Werbefotograf Udo Titz: „Schöne Menschen sind unterhaltsam anzuschauen. Mit charismatischen Menschen ist es unterhaltsam, zu plaudern. Wenn jemand beides hat, müsste man diese Person heiraten.“

Sagt sogar einer, der mit der Schönheit durchwegs gute Geschäfte macht, – der Plastische und Ästhetische Chirurg Dr. Walther Jungwirth in seiner Werbebroschüre: „Ich finde jemanden schön, der glücklich ist und das auch ausstrahlt. Es kann also jeder schön sein, ganz egal wie er aussieht.“

Sagt auch die Psychotherapie und einer ihrer bekanntesten Vertreter in Österreich, Prof. Dr. Alfred Pritz, der Rektor der Sigmund Freud Privat-Universität Wien: „Die äußere Schönheit bleibt meist den anderen vorbehalten. Für einen selbst ist innere Schönheit viel wichtiger. Denn die erlebt man ja ständig selbst, mit der ist man 60 Sekunden in der Minute konfrontiert.“

„Das Gesicht spiegelt den Zustand der Seele wider“, kommt einem da nicht dieser alte Spruch in den Sinn? Diese Weisheit unserer Vorfahren hat eine Studie von US-Schönheitschirurgen an 186 eineiigen Zwillingen nun zumindest zum Teil bestätigt. Zwillinge, die geschieden waren, wirkten auf Fotos im Schnitt um zwei Jahre älter als ihre verheirateten, alleinstehenden oder sogar verwitweten Geschwister.

Es kommt freilich auch vor, dass Schönheit in Sekundenschnelle verbleicht. „Mir ist es immer wieder passiert, dass ich Menschen im TV oder Film sehr schön finde. Und dann lerne ich sie bei irgendeiner Gelegenheit persönlich kennen. Und dann sind sie fad und die Schönheit bröckelt schnell ab", hat Vizerektorin Gutiérrez-Lobos mehrfach erfahren. Und ist mit solch einer Erfahrung wohl alles andere als alleine.

Ein jeder von uns hat es vermutlich schon erlebt: „Mensch ist das eine schöne Frau, Himmel so ein attraktiver Mann!" denkt man bei sich und dann – macht sie den Mund auf, redet er – weg ist die Faszination, die Attraktivität hat sich im Zeitraffer verflüchtigt. Der Mensch ist nun einmal kein statisches Kunstwerk wie ein Bild.

Dass neben Busen und Po auch andere Qualitäten punkten, hat sogar der amerikanische Evolutionspsychologe David Buss unter Beweis gestellt. Hiezu hat er in den 1980er Jahren Daten aus Befragungen von mehr als 10 000 Personen in 33 Ländern zusammengetragen. Erfreuliches Ergebnis: Rund um den Erdball machen Menschen auch Eigenschaften wie Einfühlungsvermögen, Intelligenz und Freundlichkeit beliebt.

Und nun noch eine Frage an Sie ganz persönlich: Ist nicht jeder Mensch, der freundlich lächelt, automatisch schöner?

## Attraktiv in Österreich

Und wie sieht das Herr und Frau Österreicher? Das Linzer Meinungsforschungsinstitut Spectra hat 1068 Personen über 15 auf den Zahn gefühlt, ob Attraktivität eine Frage des Aussehens ist. Zwar definieren Männer Attraktivität wieder einmal häufiger als Frauen über Äußerlichkeiten (eine gute Figur 55%, gute Körperproportionen 47% und schöne Haare 44%), jedoch geht es auch beim Manne ohne Ausstrahlung und Charakter nicht. Immerhin ist für 64 Prozent der männlichen Interviewten positive Ausstrahlung ein Attraktivitäts-Attribut, für 61 Prozent ist auch Freundlichkeit, für 47 Prozent ein guter Charakter wichtig. In der weiblichen Wertung wird positiver Ausstrahlung (70%), Freundlichkeit (66%) und gutem Charakter (56%) mehr Bedeutung beigemessen, wiewohl ordentliche Kleidung (68%), gute Figur (42%) und gute Körperproportionen (38%) auch punkten. Hingegen ist gutes Benehmen für Frauen (64%) ungleich wichtiger als für Männer (48%). Die überraschen auch, denn nur für ein Viertel der männlichen Bevölkerung Österreichs sind lange Beine ein Attraktivitäts-Merkmal.

Damit widerspricht die heimische Herrenwelt einmal mehr einer der Thesen aus der Evolutionsbiologie. Denn die will uns glauben machen, dass lange Beine von der Mehrheit deswegen als attraktiv empfunden werden, weil sie dem Urmenschen in uns signalisieren, dass ein Langbeiniger schneller flüchten und daher besser und gesünder überleben könne.

Zurück zu unseren österreichischen Männern, denen Natürlichkeit mehr als doppelt so häufig wie lange Beine am Herzen liegt: Für 53 Prozent der Herrenwelt ist Natürlichkeit attraktiv.

Menschliche Urteilsfähigkeit, die nicht nur Beine und Hüften bewertet, scheint auch in einer schönheitswütigen Gesellschaft Gottlob ja doch noch nicht ganz abhanden gekommen zu sein.

## Tante Jolesch adé?

Schenkt man erwähnter Umfrage Glauben, sind die Österreicher noch sattsam normale Wesen in der fast schon zur Religion gewordenen Attraktivitäts-Hysterie. Und dennoch geraten auch unsere Männer immer mehr in ihre Fänge, die sie gierig in Richtung Herr der Schöpfung ausstreckt. Auch, weil die Industrie einen neuen Absatzmarkt entdeckt hat.

Zwar definieren sich Männer noch immer weit mehr als Frauen über ihre Handlungen und ihren Status, doch die Umwelt malt vom gesellschaftlich erfolgreichen Mann immer knalliger ein Bild des schlanken Körpers mit Waschbrettbauch, schmalen Hüften und ausgeprägten Muskeln. Männer haben heute auch attraktiv zu sein, Männer nehmen Entwässerungstabletten, haben ihr zweites Wohnzimmer im Fitness-Studio eingerichtet, schlucken brav Anabolika und Steroide und leiden immer öfter auch an Essstörungen – inzwischen machen sie schon mehr als zehn Prozent aller Essgestörten aus.

Trendforscher Reiter sieht den Mann in Zukunft noch stärker in der Schönheitsspirale gefangen. „Der Mann zwischen 40 und 50 wird beruflich und gesellschaftlich noch viel mehr als heute unter Zugzwang geraten.“

Tante Jolesch's Ausspruch „Was ein Mann schöner ist als ein Aff, ist ein Luxus“ verliert zusehends an Gültigkeit. Implantate für die muskulös wirkende Brust sind am Medizinmarkt für Männer ebenso zu erwerben wie Einsätze für kräftige Wadeln. Was der begehrenswerte Mann neben körperlicher Ausstattung internationalen Umfragen zufolge noch haben soll, ist hoher gesellschaftlicher Status. Ein volles Bankkonto kann auch nicht schaden, macht ihn nur noch attraktiver.

Erfolg lässt sich sogar im Gesicht ablesen! US-Psychologen legten Studenten Fotos von 50 amerikanischen Firmenchefs vor, gezeigt wurden nur die Gesichter. Erstaunliches Ergebnis: Die Studenten konnten die Bosse und ihre Unternehmen in fast allen Fällen richtig bei den besten oder den schlechtesten 25 Unternehmen der Fortune Liste einordnen (diese wertet 1000 amerikanische Firmen nach ihrem Erfolg).

Und einmal mehr muss die Tierwelt herhalten, wenn es um die Attraktivität des Mannes geht. Denn auch der Schwarmeffekt, gesehen etwa bei Finken und Wachteln, macht Mann anziehend. Ein Forscherteam vom Face Research Laboratory der School of Psychology in Aberdeen hat in Untersuchungen bestätigt: Die attraktivsten Männer sind jene, die auch andere Frauen attraktiv finden. Wird ein Mann von einer Frau angelächelt, hebt das gleich die Sympathiewerte des Angelächelten bei anderen Frauen. Was für Vögel gilt, gilt also auch für den Homo sapiens.

Der aber mag noch so wissend sein, er entkommt der erotischen Anziehung nicht. Und die entscheidet auch mit, was man(n) und frau attraktiv finden. „Ein humorvoller Mann", weiß Österreichs oberster Psychotherapeut Pritz, „kann für Frauen beispielsweise viel erotischer und viel attraktiver sein als ein fader Schönling." Die eine Frau fühlt sich zu einem starken Mann hingezogen, die andere zu einem schwachen, „mit Aussehen hat das alles nichts zu tun."

## Für alle ein Pamela-Busen?

Es gibt ja durchaus ein paar objektive Kriterien, die zu allen Zeiten und in allen Kulturen als schön gegolten haben und noch immer gelten. Etwa die makellose Haut, die man schon an Königin Nofrete bewunderte. Oder große strahlende Augen. Ob es aber wirklich der genau vermessene Augenabstand ist, der punktet, oder die konkrete Höhe der Stirn in Millimeter oder der so und so geformte Oberschenkel, oder andere Maße, die einige Schönheitsforscher pingelig ausgetüftelt haben, darf schon wieder angezweifelt werden. Man kann auch Schönheit schließlich nicht über einen Kamm scheren. Nicht jedem Mann gefällt der Pamela-Busen.

Große Brüste, kleine Brüste – was „in“ ist, bestimmt die Gesellschaft, aber auch die Mutter, sagt die Psychotherapie und meint auch Prof. Pritz. „Der eine Mann mit einer Mutter mit Riesenbusen findet nur Frauen mit zarten Brüsten anziehend, weil er Angst hat, vom Busen erdrückt zu werden. Der Busen verkörpert dann seine Mutter.“ Der andere Sohn einer großbusigen Mama schwärmt nur für Frauen mit ebensolchem Atomvorbau, „der findet dann meist auch seine Mutter schön“, meint Pritz. Er selbst findet beispielsweise extrem abstehende Ohren charmant. Und Rubens fand Cellulite schön. Die Chinesen mögen unsere Nasen nicht. Und lieben wir uns selber nicht mehr? Seit uns TV, Film und Fernsehen, Zeitungen und Journale quasi überschwemmen mit Bildern und Berichten von Supermodels, Traumfrauen und perfekten Körpern, herrscht in den Industriestaaten globalisierte Unzufriedenheit vor den Spiegeln dieser Welt. Die exorbitante Konzentration auf den Körper schürt diese nur noch.

Internationale Analysen zeichnen kein schönes Bild für die Zukunft: Die Unzufriedenheit mit dem eigenen Körper wird noch stärker werden.

Dem Wirtschaftszweig Schönheitschirurgie wird das nicht weh tun. Ihm nützt es sehr, wenn Zigtausenden das eigene Aussehen ein Dorn im Auge ist. Gynäkologen greifen zur Liposuktionskanüle, HNO-Ärzte vergrößern Brüste, Praktiker spritzen Gift – dem Schönheitsmediziner sind keine Grenzen gesetzt, jeder darf tun und viele Patienten lassen machen. Auch, wenn sie selbst vielleicht gar nicht so überzeugt davon sind, das Diktat der schönheitsorientierten Gesellschaft aber ist stärker. Und wenn schon nicht Skalpell dann wenigstens teure Creme. An dem Phänomen der Unzufriedenheit mit dem eigenen Körper, an dem Werbung und Medien fleißig mitbasteln, verdient freilich auch die Kosmetikindustrie eine Stange Geld. Die weltweiten Wachstumsraten von Präparaten mit Hyaluronsäure und Botulinumtoxin betragen jährlich immerhin 17 Prozent.

Auch Reisebüros sind schon auf diesen Zug aufgesprungen – Beauty Travel bringt Amerikaner nach Thailand und Malaysia und Österreicher nach Ungarn und in die Tschechei. Österreichische Grenzgänger brauchen freilich kein Reisebüro dazu, aber manche Geld. Das Schönheitsfieber hat auch weniger Betuchte infiziert. Und schon haben Kreditinstitute – in den USA wie in Europa – die Marktlücke Schönheitskredite entdeckt.

Versicherungen haben den Trend ebenfalls nicht verschlafen, locken mit Spezial-Rechtsschutz für Schönheitsoperationen. Mit Hilfe dieser Rechtsschutz-Versicherung kann man Ansprüche nach einer missglückten Schönheitsoperation gerichtlich (leichter) durchsetzen. Dabei geht es um Dinge wie Schmerzensgeld, Verdienstausfall, Kosten für die Wiederherstellung, verminderte Heiratsaussichten oder für psychotherapeutische Behandlung zur Linderung des seelischen Leids.

Krise hin, Flaute her, das Geschäft mit der Schönheit boomt in vielen Bereichen. Für Boom-Beständigkeit sorgen schon die diversen Industriezweige, die uns – Hand in Hand mit der Attraktivitätsforschung – fast einer Gehirnwäsche gleich einzureden versuchen, dass das Leben nur lebenswert sei, wenn man schön, sexy, jung und begehrenswert ist. Die Währung des 21. Jahrhunderts, die gesellschaftliche Pflicht zur Schönheit, lässt viele Kassen klingeln.

## Hirn gehört dazu

Wenn dem Mann beim Anblick einer supersexy Frau das Hirn sprichwörtlich in die Hose rutscht, so ist da schon viel Wahres dran. Auch unser Hirn bleibt schließlich von schön und hässlich nicht unbeeindruckt. „Wenn man ein hässliches Gesicht erblickt, braucht unser Hirn viel länger, um das einordnen zu können, die Informationsverarbeitung dauert länger", erwähnt Psychologin Ulrike Willinger. „Das ist anstrengend, das wollen wir nicht. Offensichtlich weichen hässliche Menschen viel mehr vom Durchschnitt ab als schöne."

Beim Anblick von Bekanntem klingelt es hingegen gleich. Wissenschafter gehen davon aus, dass diese Koinophilie – die Liebe für das Gewöhnliche – auf einen neurologischen Schaltkreis im Gehirn zurückzuführen ist, welcher dafür zuständig ist, Gesichter zu erkennen.

Moderne bildgebende Verfahren brachten noch etwas an den Tag: Beim Anblick eines Supermodels wie Heidi Klum oder eines gut aussehenden Mannes werden die Belohnungszentren in unserem Gehirn aktiviert. Das passiert aber auch, wenn wir ein schönes Kunstwerk, einen tollen Ring oder ein teure Uhr betrachten, ein anregendes Gespräch führen, eine Zigarette rauchen, Süßigkeiten naschen, ja selbst Schadenfreude bringt das Belohnungszentrum im Hirn auf Touren.

Aber zurück zur Schönheit. Um unser Belohnungszentrum in Wallung geraten zu lassen, bedarf es gar nicht erst eines attraktiven Menschen aus Fleisch und Blut – auch ein Bild reicht, um Aufruhr in den Nucleus accumbens zu bringen. Allerdings nur, wenn die Frau, der Mann auf dem Foto uns anschaut. Blickt die oder der Abgelichtete uns nicht direkt an, bleibt es im Hirn sehr ruhig. Was nicht heißen soll, dass wir das Gesicht nicht trotzdem hübsch finden. Aber es lässt uns mehr oder weniger kalt.

## Hässliches Entlein – Schöne Kinder, schöne Leute?

Jänner 2009: Die Gymnasiastin Anita ist das, was man landläufig als hässliches Entlein bezeichnet. Akne und Pickelnarben im Gesicht, Hakennase, gedrungene Statur, krumme Beine, meist fettes Haar, ausgebeulte Jeans, unansehnliche T-Shirts. Anita mag sich selbst nicht, strahlt das aus, schaut meist griesgrämig, wird nicht umschwärmt.

Juli 2009: Anita lächelt, ist ein strahlendes Mädchen, immer frisch gewaschenes Haar, immer fein herausgeputzt, alle mögen Anita.

Passiert ist Folgendes, nicht in Österreich, sondern als Experiment in den 1960er in den USA: Die (eingeweihten) Klassenkameraden umschwärmten das Mädchen plötzlich, verteilten gezielt Komplimente, schenkten ihr Kleinigkeiten und Aufmerksamkeit. Und Anita fand sich plötzlich selbst attraktiv, blühte innerlich auf, änderte auch ihr Äußeres. Unser Körperbild über uns selbst ist entscheidend dafür, wie wir uns selbst bewerten.

„Das geht freilich auch umgekehrt und da greift es noch viel mehr“, weiß Psychotherapeut Dr. Alfred Pritz, „wenn jemand ständig als unattraktiv behandelt wird, fühlt er sich auch eines Tage so.“ Das hängt natürlich auch mit dem Selbstwertgefühl zusammen. Und ebenso damit, wie weit frau/man sich dieses durch die ständige Konfrontation mit Schönheiten in Modejournalen und Filmen zusammenschlagen lässt.

Der Umgang der Eltern und anderer Menschen mit einem Baby ist ein gar nicht so kleiner Mosaikstein für die Entwicklung von (späterem) Selbstwertgefühl. Wer ständig hört „Mein Gott, ist das ein süßes Baby“, wer immer wieder mit einem „Du bist aber ein schönes Kind“ angelächelt wird, wird sich daraus schon eine gewaltige Portion Selbstbewusstsein mit ins Leben nehmen. Wie eine sehr gute Bekannte von mir, Renate ihr Vorname: Sie war ein bildhübsches Baby, ein schönes Kind, eine überdurchschnittlich gut aussehende junge Frau; heute ist sie 50 und dick geworden, sehr dick. Aber sie strahlt, kommt bei der Tür herein und ist der Mittelpunkt, der Star auf jeder Party. Keiner würde auf die Idee kommen, ihre Leibesfülle als Makel anzusehen. Keiner und schon gar nicht ihr fescher Mann, der sie sehr liebt, auch wenn sie heute um 55 Kilo schwerer ist als am Tag der Hochzeit. Wie heißt doch gleich der schöne Spruch: „Nicht die Schönheit bestimmt, was wir lieben, sondern die Liebe bestimmt, was wir schön finden." Wahr ist es: Geliebte Personen werden im Schnitt attraktiver eingeschätzt als sie tatsächlich sind.

Zurück in die Kindheit: Attraktive Kinder bekommen mehr Zuwendung, weiß man aus Untersuchungen, auf hübschen Babys verweilt das Auge des Betrachters länger. Schlechtes Benehmen wird hübscheren Kindern eher verziehen als weniger hübschen. Auch sonst vernünftige Menschen tappen also allenthalben in die Attraktivitätsfalle.

Da passiert schon sehr viel, da wird Selbstvertrauen aufgebaut, oder aber es verkümmert. Junge Menschen, bei denen die Natur mit Schönheit gegeizt hat, sind da schon im Nachteil. Die müssen/wollen sich häufig anderwärtig beweisen.

Ob hübsch oder weniger – der Nachahmungstrieb ist bei allen vorhanden. Mädchen haben ihre ersten Verschönerungsversuche bei ihren Mamis abgeschaut. Mutti macht es doch auch, Mutti steht doch auch lange vor dem Kleiderkasten und gustiert, welches Kleid sie denn heute anzieht; Mutti schminkt sich doch auch, Mutti macht doch auch eine Diät. Das elterliche (Erziehungs-)Verhalten dreht sicher auch ein kräftiges Rädchen im Schönheits- und Geschlechter-Karussell.

Prof. Willinger hat mit Wiener Kindergarten-Kindern eine Studie gemacht: Was ist typisch für Frauen, was für Männer, wurden die Buben und Mädchen gefragt. Für Männer seien das Schaufel, Feuerwehrhelm, Boxhandschuhe, Säge und Gewehr, für Frauen Besen, Haarbürste und Spiegel. Und womit spielen Buben und Mädchen am liebsten? Kurts und Karls – so die Kinder – greifen am ehesten zu Fußbällen und Lastautos und seien gerne stark, Susis und Sabines spielen am liebsten mit Halsketten und Armbändern und möchten schön aussehen, den anderen gefallen.

Solche Einstellung aber wurde dem Kind nicht unbedingt in die Wiege gelegt. So etwas hat man gelernt, bei den Erwachsenen gesehen, da ahmt das Kind die Eltern nach. Nachahmen ist die eine, Anpassung die andere Seite des kindlichen Pflänzchens Schönheit. „Babsi aus dem Kindergarten hat das und das, ich will das auch, ich will auch so schön sein." Ein Phänomen, das die Werbung stark ausnützt, in die Falle Markenwerbung tappen Kinder bekanntlich besonders leicht. Hier pfropft sich auch noch der Gruppendruck auf, die Gruppe bestimmt, was gut, was cool, was schön ist. Aber davor ist man, wie wir alle wissen, in keinem Alter gefeit. „Schönheit ist immer auch eine Frage der Gruppe, des Gruppendrucks", ist die Meinung vieler Psychologen.

## Blut statt Brombeereis

Susi und Marina sind zehn, Elvira ist zwölf. Sie sprechen nicht von Puppen oder Schokolade, sie reden nicht von Spiel oder Schule, ihr Thema ist Schönheit. Die aber nicht ganz losgelöst von einer Puppe ist: Rund 90 Prozent aller Mädchen zwischen drei und elf Jahren besitzen eine Barbie-Puppe. Ein Püppchen mit Traummaßen, die kaum je eine Frau erreicht, aber die viele wollen. Auch die zukünftigen Frauen, die Mädchen, die heute schon von morgigen Schönheitsoperationen fantasieren. Blut statt Brombeereis.

Einer österreichischen Befragung zufolge sind 90 Prozent der Wiener Mädchen mit ihren Körperproportionen unzufrieden – Medien und Pop-Industrie geben ihnen ja laufend das Gefühl, sie seien nicht in Ordnung so wie sie sind. Da darf es dann nicht verwundern, wenn sich bereits jedes fünfte deutsche Kind zwischen neun und vierzehn Jahren eine kosmetische Manipulation wünscht. In den USA ist es auch nicht besser, da können sich 60 Prozent der 16- bis 24-Jährigen einen solchen Eingriff vorstellen, jede fünfte US-College-Studentin hat bereits eine Schönheitsoperation hinter sich.

Die Dauer-Manipulation, das unästhetische Bombardement auf das jugendliche Gehirn mit Bildern der perfekten Ästhetik zeigt eben Wirkung: Film, Fernsehen, Teenie-Serien, Zeitung, Girlie-Magazine, Plakate, Inserate, Casting-Shows, Austria's Next Topmodel – blitzweiße Zähne, gertenschlanke Körper, cellulitefreie Beine, Parade-Nasen, Traumbrüste. Hübsch, schön, perfekt. So möchte das Mädchen, so muss die junge Frau auch sein. Der eigene Körper wird ob solcher Vorbilder mitunter zum Feindbild, die nicht so einwandfreie Nase nagt am Selbstbewusstsein, der kleine Busen schafft Selbstzweifel. Wo bleibt die kindliche Freiheit, die jugendliche Unbeschwertheit? Wenn Schönsein-Müssen und -Wollen zur „sozialen Pflicht" schon beim Kind wird, wenn die 12-Jährige überzeugt ist, schön sein zu müssen, um geliebt zu werden, dann muss doch irgendetwas schief gelaufen sein in unserer Gesellschaft?

## Kein Skalpell für die Seele

Wer heute noch ein Schönheitsproblem hat, ist selbst schuld! „Körperliche Mängel" wie Bäuche ohne Waschbrett oder Stirnen ohne Botox-Glätte lassen sich doch leicht beheben. Der Arzt, der Schönheitschirurg wird es schon richten. Der Eingriff ist sowieso nur ein Strandspaziergang, wird immer wieder vermittelt. Chirurgie light, wird hinausposaunt, ein Klacks. Mit mehrstündigen Operationen in Vollnarkose wird nicht geworben. Mit Realität ist keine Reklame zu machen.

Realität auch: Schamlippenkorrekturen und gewaltsam gebrochene Knochen zur künstlichen Beinverlängerung sind nur die Spitze des Eisbergs, unter dem schon so manches Lebensglück erfroren ist. Tod nach Fettabsaugung ist zwar die große Ausnahme, aber Infektionen, Dellen, verhaute Nasen, Schmerzen, Schwellungen, Rötungen sind Tagesordnung. Aber darüber spricht man nicht. Oder nur selten.

Plattformen für Patienten nach Schönheitsoperationen, Qualitätssicherungs-Kommissionen, Beratungszentren für Menschen nach mißlungenen ästhetischen Eingriffen sprießen – zwar lange nicht so vermehrungsfreudig wie die Spezies der Schönheitschirurgen – aber immerhin beständig aus dem Boden. Wo aber existieren Hilfsplattformen gegen pfuschende KFZ-Werkstätten, schlechte Architekten, ungeliebte Lehrer? Was darf man daraus schließen? Dass Schönheitschirurgen mehr Pfusch liefern, da ja auch chirurgische Taferlklassler operieren dürfen? Dass Patienten eine größere Lobby haben?

Tu felix Austria? Insel der Seligen, wo 66 Prozent laut Gallup-Umfrage noch immer Nein zu einer Schönheitsoperation sagen? Dennoch: An die 50 000 Verschönerungseingriffe zählt man hierzulande im Jahr, die Hälfte davon größere Operationen, der Rest Unterspritzungen und Laserbehandlungen. Acht Prozent der Alpenrepublikaner haben mindestens eine Manipulation hinter sich, weitere 25 Prozent der Allgemeinbevölkerung und 47 Prozent der Führungskräfte würden sich einen Eingriff machen lassen, allen voran eine Faltenbehandlung (28%). Es folgen Gesichtsstraffung (26%), Nasenkorrektur (18%), Fettabsaugung (16%), Brustvergrößerung/verkleinerung (15%), Bruststraffung (13%), Bauchstraffung (9%). Jeder zweite ist nach so einem Eingriff unzufrieden und satte elf Prozent derer, die an sich herumschnipseln haben lassen, sind äußerst unzufrieden.

Enttäuscht wird auch die Heerschar jener sein, die glaubt, sie könnte sich mit der neuen Nase, dem gelifteten Gesicht oder den fettabgesaugten Oberschenkeln ein neues Glück erkaufen. Getäuscht, schwer getäuscht.

„Bei Frauen, die sehr aufs Äußere bedacht sind und sich schön operieren lassen, muss man sich ernsthaft fragen, worum es ihnen geht", sagt eine Wiener Psychologin, die namentlich nicht genannt werden will. Nennen wir sie daher Ute Kainer. Wollen sie damit etwa eine innere Leere kaschieren? Oder glauben sie, dass sie mit einer neuen Nase glücklicher sein werden, selbstbewusster? Mag sein, dass das Selbstwertgefühl kurzfristig gesteigert wird, aber etwaige innere Probleme werden damit nie und nimmer gelöst. Und eine Beziehung kann der größere Busen, der erschlankte Oberschenkel weder bessern und schon gar nicht retten.

Und was kommt dann? Nach dem Busen der Bauch? Nach dem Bauch die Nase? Und noch immer blutet die Psyche? Die Seele lässt sich nun einmal nicht mit dem Skalpell verschönern, die Liebe nicht mit einer Schönheitsoperation erzwingen und ein besserer Mensch wird aus der Frau mit der neuen Nase schon gar nicht. „Aber das wird gerne suggeriert", kritisiert Kainer. Suggeriert wird ferner Alterslosigkeit. Falten sind tabu, manche stilisieren sie gar zu charakterlichen Makeln hoch, andere beurteilen den Charakter des Menschen allein auf Grund seines Aussehens. Wo, bitteschön, steuern wir da hin? Im Direktkurs in eine Gesellschaft, in der Schönheit mehr als Charakter zählt, in der Äußerlichkeiten das Selbstwertgefühl bestimmen und man grauen Haaren und Falten fast mit Feindseligkeit begegnet? Tendenzen sind sehr wohl da! In eine Welt, in der Körper uniformiert werden und Individualität nicht wertgeschätzt wird? Ute Kainer befürchtet genau das. Sie befürchtet auch einen absoluten Rückschritt hinsichtlich Emanzipation. Da stellen sich die Gewinnerinnen der Emanzipation vor den Spiegel und lassen sich vom narzisstisch angehauchten Zeitgeist wieder zu Verliererinnen stempeln.

„Die sexuelle Revolution hat die Frau endlich aus einem Korsett der Abhängigkeit befreit, jetzt kriegt sie ein anderes Korsett übergestülpt, sie wird über den Körper definiert." Jetzt sitzt sie in der nächsten Falle, die da heißt: Körbchengröße B und Stupsnase. Jetzt ist sie im Käfig Schönheitsmythos arrestiert. Jetzt werden ihre Fähigkeiten danach bemessen, wie fantastisch sie bei der Büroarbeit aussieht, wie toll sie sich im Arztkittel macht oder wie aufregend attraktiv sie als Rechtsanwältin werkt. Charakter war gestern, Haut-Oberfläche ist heute.

Und wenn die nicht passt, ist die ärztliche Kunst gefragt, etwaige Benachteiligungen der Natur chirurgisch zu korrigieren, Formen, die nicht der aufoktruierten Zeitgeist-Schönheit entsprechen, umzumodellieren. Aber: Sind denn schöne und geschönte Menschen glücklicher?

## Sind die Schönen glücklicher?

Bevor wir uns in die Antwort dieser Frage stürzen, schnell noch das Ergebnis einer der jüngsten Umfragen zum Thema Glück: Das Linzer market-Institut hat 1000 Österreicher im April dieses Jahres befragt, was sie denn glücklich mache. Für die meisten (86 Prozent) ist es die Gesundheit, es folgen mit jeweils 66 Prozent ex aequo „eine Tätigkeit, die einen wirklich ausfüllt" und „eine gute langjährige Beziehung". Schönheit als Glücksfaktor kommt wohl auch vor, allerdings weit abgeschlagen und nach „Freude an kleinen Dingen", „gutes Wetter, Sonnenschein", nach Lottogewinn, nach „gutes Essen", nach „ein Haustier besitzen", nach „etwas Neues kennenlernen", nach „eine Regierung, auf die Verlass ist", nach „Glaube", ja selbst nach „einen Garten bearbeiten" – nur für elf Prozent der Alpenrepublikaner ist Schönheit demnach ein Glücksbringer.

Und nun blicken wir doch einmal hinter die Kulissen der Glamourwelt der sogenannten Schönen, fragen wir etwa bei der seit 20 Jahren in Wien arbeitenden Mode- und Porträtfotografin Inge Prader nach. „Die meisten Mädchen, die ich kenne, sind mit ihrem Äußeren unzufrieden, auch wenn sie sehr schön und schlank sind." Das überrascht. Auf den ersten Blick.

Ein zweiter Blick sagt: Kaum einem der Mädchen blickt beim morgendlich verschlafenen Blick in den Spiegel die perfekte Schönheit entgegen. „Es dauert Stunden, bis sie zurechtgemacht sind", weiß Prader. Schminken, frisieren, da zupfen, dort noch ein bisschen Puder, und dann auch noch das richtige Licht, die richtige Ausleuchtung. Knips, knips, 50mal abgedrückt, und – endlich! – ein Foto passt, in dieser Sekunde ist alles perfekt. Was dann noch immer nicht 100prozentig perfekt ist, wird mit dem Computer retuschiert. Der macht Beine länger, Busen üppiger, Augen größer, Haut glatter, Haare schimmernder, Popos straffer. Theoretisch kann man, wissen alle Mode- und Model-Fotografen der Welt, aus einem hässlichen Entlein einen attraktiven Star zimmern. „In der Welt, in der ich lebe, ist das Schönheitsempfinden völlig verbildet und krank", meint die Fotografin. Es ist eine Irrsinns-Industrie notwendig, um selbst ein Topmodel so aussehen zu lassen, wie es dann auf dem Plakat erscheint.

„Mein Leben als Werbe- und Modefotograf beruht auf Lügen", bringt es der Fotograf Udo Titz auf den Punkt. Denn das Foto sei nicht Realität, nur ein Ausschnitt aus der Wirklichkeit, sei Verfremdung.

Und diese „Lüge" wird uns dann als Realität, als existierende Schönheit verkauft. „Das Schöne wird glorifiziert und endet oft in einer vollkommen dümmlichen Reduktion auf ein Klischee", formuliert Titz. Aber das Klischee greift, der manipulierte und auf Hochglanzseiten und in TV-Spots veröffentlichte Körper weckt Bedürfnisse. Und zwar ständig! Denn wie Susie Orbach, die berühmte britische Psychoanalytikerin, die schon Prinzessin Diana wegen deren Bulimie behandelt hat, in ihrem neuen Buch „Bodies" schreibt, ist ein jeder von uns wöchentlich zwischen 2000 und 5000 digital idealisierten, also „verlogenen" Körpern ausgesetzt. Die wir aber als Realität wahrnehmen. Vergleiche zwischen der Schönen da im Journal und der lange nicht so schönen Betrachterin sind fast Programm. Wen wundert es, dass viele ob ihres Outfits nicht mehr fröhlich sind.

Aber auch die sogenannten Schönen sind (häufig) nicht glücklicher als der attraktiv unterbelichtete Teil dieser Welt. Psychotherapeut Pritz kennt einige sehr schöne Frauen, die über ihr Aussehen klagen. Erstens gibt es immer noch Schönere und zweitens „werden sie nicht so angesprochen, dass eine Beziehung entstehen kann. Viele

Männer fürchten sich vor schönen Frauen, haben Angst, dass sie abgewiesen werden. Und die Schönen bleiben da auf der Strecke, bleiben oft allein."

An dieser Stelle sei wieder einmal ein Experiment vor den Vorhang geholt: Männer wurden Fotos unterschiedlich attraktiver Frauen vorgelegt. Sie sollten sich eine auswählen, mit der sie gerne ausgehen würden. Und, versprach, der Studienleiter, keine einzige würde eine Einladung abschlagen. Die Männer, siegessicher, dass sie keine Zurückweisung erhalten würden, wählten die best aussehende Dame. Wurde den Probanden – in einem anderen Versuch – allerdings diese Zusicherung nicht gemacht, waren sie gleich viel vorsichtiger und begnügten sich mit der Frau, die ihrem eigenen Attraktivitätslevel entsprach. Denn von der Schönsten könnte man ja eine Abfuhr erleiden, ängstigte sich das starke Geschlecht.

Ein weiterer Schönheitshaken: Jede besonders schöne Frau muss doch befürchten, dass sie nur um ihrer Schönheit willen geliebt und begehrt wird. Der Druck, so schön zu bleiben, ist enorm, macht manchmal krank.

Und außerdem gelten schöne Menschen eher als arrogant, eingebildet, oberflächlich und egoistisch, es kann für sie daher mitunter schwierig werden, echte Freunde zu finden.

„Nein, nein", sagt Pritz, „schöne Menschen haben keinesfalls häufiger Glücksmomente als weniger gut Aussehende." Man versuche nur, sich einmal in jemanden hineinzufühlen, der seine ganze Identität über sein Aussehen bezieht, die daran gemessen wird, wie groß ihr Busen, wie lange ihre Beine sind. Das kann ja nur schwerlich zum Lebensglück führen. Das heißt nun einmal nicht Oberflächlichkeit und auch nicht Vergänglichkeit. Es ist nichts als ein Mythos, dass Selbsterfüllung nur mit perfektem Aussehen möglich sei.

„Um wirklich glücklich zu sein, bedarf es unbedingt der inneren Schönheit", meint Mag. Ulla Konrad, klinische Gesundheitspsychologin und Verbandsvorsitzende des Berufsverbands österreichischer Psychologinnen und Psychologen. „Ich muss mich an meinem inneren Weg orientieren können und nicht an dem, was man/frau scheinbar tun muss. Das ist kein Weg zum Glück."

Auch der „Stress", dem die Schönsein-Müssenden ausgesetzt sind, ist nicht unbedingt eine Brücke zum Glück. „Die tummeln sich dauernd im Fitness-Studio, sind Dauerkunden bei Schönheitschirurgen, tragen Backenknochen-Implantate, dürfen sich nur selten kulinarische Genüsse genehmigen, Disziplin, eiserne Disziplin ist der Stoff, aus dem diese Geschöpfe sind. Vergnügen sollen sie sich auch nicht, denn dunkle Ringe unter den Augen sind schlecht fürs Geschäft", weiß Inge Prader. Titz zeichnet ein nicht ganz so strenges Lebensbild von den Laufstegschönen. „Nicht alle arbeiten so extrem hart an ihrem Äußeren, die haben schon auch ihr Vergnügen." Die Mädchen seien Kunstprodukte und ihr strahlendes Lächeln nie echt, beharrt Prader.

Das Lachen vergeht vielen auch, wenn sie wieder einmal bei einem Casting abgelehnt wurden. „Das sind bittere Demütigungen, die Spuren hinterlassen", wirft Udo Titz ein.

Und wenn die Zeit für ein Model vorbei ist? Wenn ihr Typ von heute auf morgen nicht mehr gefragt ist? „Viele gehen unter", berichtet Prader. Viele haben ja wegen ihrer Modelkarriere die Schule abgebrochen und stehen nun ohne Ausbildung mehr oder weniger auf der Straße. Verkrachte Existenzen, und vielleicht nicht einmal mehr schön. „Wenn mich eine Mutter fragt, ob ihre Tochter hübsch genug für eine Model-Karriere sei, antworte ich immer: Wenn du deine Tochter liebst, dann verhindere, dass sie Model wird", schildert Prader.

An dieser Stelle sei ein kleiner Seitensprung erlaubt. Wie hält es Inge Prader, eine ganz normale, äußerst sympathische Frau in dieser Welt der Lügen eigentlich aus? „Die Porträt-Fotografie ist mein Ausgleich. Da kann ich normale Menschen fotografieren, die auch Falten haben dürfen. Da muss nicht alles glatt sein. Da ist Charakter und Leben in den Gesichtern und das darf man auch zeigen."

## Die Zukunft: Köpfchen statt Silikonbusen

Grund zur Hoffnung, dass der Schönheits-Terror künftig seine härtesten Züge der Tyrannei verliert, gibt eine Studie, die das deutsche Zukunftsinstitut Kelkheim gemeinsam mit trnd, dem ersten Mundpropaganda-Marketing-Netzwerk im deutschsprachigen Raum, durchgeführt und im März dieses Jahres veröffentlicht hat. Thema: Body & Health, mehr als 13 000 User haben an der Umfrage teilgenommen. Quintessenz: Künftig werden nicht mehr 90-60-90-Maße das oberste Gebot der Körperkultur sein, sondern das Wolhfühlen im eigenen, nicht genormten Körper. Der Umgang mit dem Schönheitsideal soll kritischer werden.

Für den perfekten Körper gilt dann nicht mehr das Gesetz der Barbie-Gardemaße, die Devise heißt vielmehr: natürlich, authentisch, gesund. Ein neues, bisher nie da gewesenes Gesundheits-Bewusstsein, so das Zukunftsinstitut, wird künftig kombiniert mit der Überzeugung, dass der Körper eigenverantwortlich gemanagt werden könne und müsse. Wobei das Motto „Köpfchen statt Silikon-

Busen, innere Werte statt äußerer Schein" immer mehr an Bedeutung gewinnt.

Das hört sich doch wirklich gut an. Verspricht es doch eine Abkehr vom Markt der eitlen Oberflächlichkeiten und der oberflächlichen Eitelkeiten, von der beinahe schon neurotischen Gier nach Schönheit. Künftig soll es also nicht mehr um ein blindes Nacheifern eines sporadischen Schönheitsideals gehen, sondern primär um Gesundheit, Wohlfühlen, Pflege und Eigenverantwortung. Abnehmen dient dann in Zukunft weniger dem Ziel, einem (absurden) Ideal zu entsprechen, Grund für Diäten wird dann hauptsächlich die Gesundheit sein. Womit sich der Magerkult ad absurdum führt.

Der Tenor, so schreiben die Autoren der Umfrage, geht generell weg vom Extrem, hin zur Mitte, also weder mager noch dick, weder Abstinenz noch Wahn. Der momentan ärger als eine Pandemie grassierende Jugendwahn wird ohnehin von den meisten als negativ empfunden. Warum sich dann aber sehr, sehr viele vom Jugendwahn infizieren ließen und noch immer lassen, bleibt ein offenes Rätsel. Vielleicht sind ja Massenhysterie und Gruppendruck Teile der Antwort. Eines ist sicher: Auch, wenn unsere Großmütter auf vieles verzichten mussten, was wir heute als Selbstverständlichkeit missachten, eines hatten sie uns voraus: Sie durften in Ruhe älter werden. Dürfen wir es auch bald wieder?

Freilich werden Frau und Mann auch in Zukunft und auch in höheren Jahren fesch sein wollen. Ästhetische und sogenannte Schönheitschirurgen müssen also nicht allesamt um ihre Jobs fürchten – kleinere operative Eingriffe des Aussehens zuliebe wird es nach wie vor geben. Nur nicht mehr mit der Manie von heute. Und auch die Kosmetikindustrie braucht nicht um ihre Pfründe bangen: Laut Statistik des US-Departement sind sieben der 20 am schnellsten wachsenden Berufszweige im Bereich Gesundheit und persönliche Pflege angesiedelt. Zudem, so das deutsche Zukunftsinstitut, wird der Markt der dekorativen Kosmetik für Senioren in den nächsten Jahren kräftigst zulegen.

Darüber dürfen sich auch die Apotheken freuen, denn Kosmetik-und Körperpflegeprodukte stellen für sie ein stark wachsendes Segment dar. Schon heute genießen die sogenannten Doc-Brands, die auf wissenschaftlichen Erkenntnissen von (Haut-)Ärzten beruhen, hohes Vertrauen bei den Konsumenten. Kosmetika, Cremen und Co werden sich noch viel häufiger als heute in schlichtem medizinischem Design präsentieren. Solches vermittelt schließlich Seriosität.

Seriöses Grau? Es wird nicht mehr so lange dauern, da wird die Mehrheit der Menschen in der westlichen Welt älter als 45 Jahre sein. Und dann, prognostiziert Trendforscher Reiter, wird grau wieder schick sein, dann ist Grau wieder Lifestyle. Es darf dann, es muss aber nicht Grau sein. Ein weiterer Schritt in Richtung Befreiung aus der Umklammerung des Schönheits-Einerleis? „Ja, die Schönheit wird sich aus ihrem uniformierten Korsett befreien“, ist Reiter sicher. Dann dürfen Models ruhig einen Leberfleck im Gesicht haben, denn die individuelle Note wird wieder geschätzt werden.

Noch mehr geschätzt als heutzutage wird künftig auch die Prävention: nicht Falten mindern, sondern sie von Vorneherein verhindern. Und da gehört freilich ein gesunder Lebenswandel dazu.

Der gesunde Menschenverstand hat sich offensichtlich rund um den Erdball wieder ein wenig in Erinnerung gebracht. In Peking etwa will das Gesundheitsministerium gegen Ärzte vorgehen, die Mädchen wegen der Schönheit die Beine brechen, da der riskante Eingriff bereits in mehreren Fällen zu schweren Missbildungen geführt hat.

In Madrid wurden magersüchtige Models vom Laufsteg verbannt. Der US-Modeverband hat Richtlinien für den Umgang mit Models der Marke „Haut und Knochen" erstellt. In Frankreich wurde heuer ein Gesetz beschlossen, das die „Anstiftung zur Anorexie" unter Strafe stellt. Bei immer mehr Modeschauen dürfen Models unter einem gewissen BMI nicht mehr teilnehmen. Die Politik debattiert endlich über eine untere Altersgrenze bei chirurgischen Schönheits-Eingriffen.

Auch Österreich mischt bei der neuen Vernunft ein wenig mit. Wenn die Zeitschrift Wienerin und Marionnaud das Covermodel 2009 suchen, so geht es bei diesem Wettbewerb nicht um magere Gardemaße, sondern um Charme, Charakter, Ausstrahlung und das „gewisse Etwas". Teilnehmen können Frauen ab 25 Jahren mit einer Kleidergröße von mindestens 36. „Schönheit kann schließlich nicht in Zentimetern und Kilos gemessen werden – Lebenslust, Humor und ein selbstbewusster Charakter zählen mehr", schreibt Wienerin-Chefredakteurin Daniela Schuster in einer Aussendung. In der Aussendung an die Covermodels in spe heißt es: „Sie haben Persönlichkeit, ein paar Ecken und Kanten? Ihre Ausstrahlung ist Ihnen wichtiger als Modelmaße? Und auf ihre Lachfältchen sind Sie so richtig stolz?"

Ob das wirklich je gelingt, dass mit dem Stolz auf die Falten? Bleibt fraglich, sehr fraglich. In den USA hebt bereits das Beauty Food zu einem Höhenflug ab. Ob es eine Bruchlandung wird, ist derzeit noch nicht abzusehen. Jedenfalls hat man in Amerika unter anderem den Granatapfel in einen Beauty Drink gepackt, der glatte Haut verspricht. In Frankreich versucht derweil das Unternehmen Noreva einen Vorstoß mit der Hautstraffungsmarmelade Norelift in diversen Geschmacksrichtungen. Die Marmelade soll bis zu 74 Prozent der Falten verschwinden lassen.

Werbeaussage ist die eine, Glauben eine andere, tatsächliche Wirkung aber eine dritte Sache. Und zum vierten wird das Geschäft mit der Schönheit auch in einer gesundheitsbewussteren Welt, die Abschied vom Wahn nimmt, ganz sicher seine Blüten treiben.

Eine Gen-Creme gefällig? Seit mehr als zehn Jahren arbeiten Forscher weltweit an der Herstellung von Kosmetika, die für jeden Verbraucher individuell auf seine genetische Herkunft zugeschnitten sind. Sie sollen etwa (persönliche) Erbinformationen, hübsch in Fettkügelchen verpackt, beinhalten und körpereigene Hautzellen zur Arbeit motivieren. Die sind dann angehalten, unter anderem neues Kollagen produzieren, das die Haut bekanntlich straff und glatt erhält.

Solch genetische Schmierage ist keine totale Zukunftsmusik mehr, das US-Unternehmen GeneWize bietet für läppische 225 US-Dollar bereits eine Analyse der für den Alterungsprozess zwölf wichtigsten Gene an. Und die Cremen, die dann auf Grund des Ergebnisses produziert werden, lassen ganz bestimmt nicht mehr lange auf sich warten. Schon heute sind von der Gentherapie inspirierte Kosmetikprodukte am Markt und spätestens morgen wird die Gentherapie sich direkt in den Dienst der Jugendlichkeit stellen. Bleibt Altern also doch weiterhin verboten?

## Ulla Weigerstorfer Miss World 1987 – im Zentrum der Schönheit

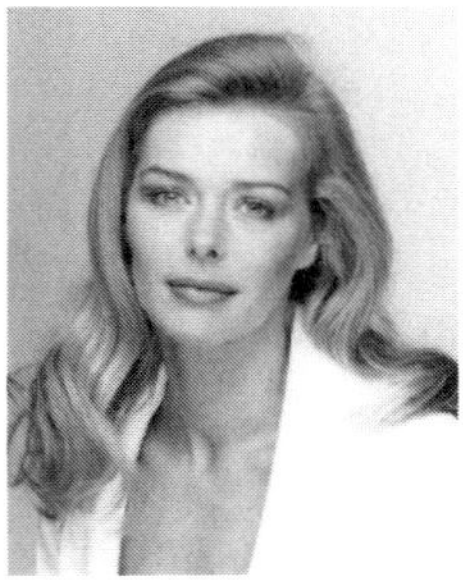

Vor 22 Jahren wurde die Steirerin Ulla Weigerstorfer zur Miss World gekürt. Heute betreibt die 42-Jährige in Wien eine Agentur für Kommunikations-Management und Consulting, ist Mutter einer vierjährigen Tochter und noch immer verdammt attraktiv. Was tut sie für ihr Aussehen, wie steht sie zu Schönheit und Jugendwahn, warum lebt sie ohne Mann? Eine Ex-Miss im Interview.

*Erkennt man Sie heute noch auf der Straße?*
**Weigerstorfer:** Ja, sehr oft höre ich Leute sagen, „Schau die Weigerstorfer" oder sie sprechen mich direkt an und sagen „Hallo Ulla". Das ist schon ein faszinierendes Phänomen, es ist ja 22 Jahre her, dass ich Miss World wurde. Das war damals übrigens ein Riesenzufall, ich bin für ein krankes Mädchen eingesprungen.

*Sie wollten gar nicht Miss World werden?*
**Weigerstorfer:** Ich hatte es nicht vor, ich habe nicht damit gerechnet, es war nie ein Ziel von mir. Aber es war dann schon eine sehr tolle, aufregende Zeit. Wenngleich in dieser Welt sehr viel auf Schein aufgebaut, sehr vieles oberflächlich ist.

*Haben Ihnen der Miss-World-Titel und Ihr Aussehen beruflich genützt?*
**Weigerstorfer:** Ja und nein. Ja, weil sich viele Türen schon leichter öffnen. Aber hineingehen und offenhalten, musst du immer selber. Nein, weil man viel mehr beobachtet wird. Als ich beispielsweise 1988 als Moderatorin

bei Radio Wien anfing, saß ich dort wie Hunderte andere Neulinge. Aber während Gerhard Maier bei Null anfangen konnte, wurde ich viel kritischer beobachtet, man erwartete mehr von mir, man setzte mehr voraus. Es gibt etliche Sachen, wo du als Promi 20 Prozent mehr leisten musst als ein No-Name und etliche Dinge, wo du es leichter hast, unterm Strich gleicht sich das aus.

*Sie sehen heute noch fantastisch aus und sind gertenschlank, was tun Sie dafür?*
**Weigerstorfer:** Zunächst einmal, Diät halte ich keine, denn ich bin von Natur aus sehr sportlich, sodass ich mir dadurch meine Figur erhalte und nicht hungern oder sonst was muss. Ich glaube generell, dass man auf Diäten verzichten kann, wenn man ein ausgeglichenes und gesundheitsbewusstes Leben führt, und das tue ich.

*Welchen Sport üben Sie aus?*
**Weigerstorfer:** Ich habe ein eigenes Pferd, meine Stute Lalina. Auf der reite ich mehr oder weniger täglich. Das macht großen Spaß, aber ein bisschen Ehrgeiz ist schon auch dabei. Ich bin regierende Landesmeisterin im Dressurreiten und vor Kurzem habe ich auch international angefangen, habe auch da bereits Preise eingeheimst.

*Und irgendwelche schönheitschirurgischen Maßnahmen?*
**Weigerstorfer:** Nein, nein. Ich führe mein Aussehen schon sehr auf meinen gesunden Lebenswandel zurück. Klar sehe ich manchmal morgens im Spiegel die eine oder andere kleine Falte kommen, ich bin immerhin 42, aber das stört mich nicht. Ich glaube auch nicht, dass sie mich in zehn, fünfzehn Jahren stören werden. Und ich glaube auch nicht, dass ich eine größere ästhetische Operation werde

machen lassen, das passt von der Einstellung her nicht zu mir.

*Wie ist Ihre Einstellung zum derzeitigen Schönheitswahn?*
**Weigerstorfer:** Also ein bisschen gebe ich da schon den Medien die Schuld, die mit retuschierten Fotos von Models Dinge vorgaukeln, die so gar nicht existieren. Und die Medien erreichen vor allem jene, die unsicher sind. Menschen, die wissen, wo es lang geht und ein gesundes Selbstbewusstsein haben, lassen sich da sicher nicht so leicht manipulieren. Ein gepflegtes Auftreten ist ja durchaus positiv und wünschenswert, aber wenn Leute einen Kult aus Äußerlichkeiten machen, dann liegt schon der Verdacht nahe, dass sie sonst halt nichts anderes haben. Und sich mit Krampf jünger machen zu wollen, finde ich absolut lächerlich. Ich bin nicht gegen alles, und wenn man sich Kleinigkeiten chirurgisch korrigieren lässt, ist das schon ok. Aber sich die Beine brechen und verlängern lassen, ist verrückt, ist respektlos gegenüber der Natur und gegenüber seinem eigenen Körper. Und es kann mir niemand erzählen, dass er nach so einem Eingriff glücklicher ist.

*Was bedeutet Schönheit für Sie persönlich?*
**Weigerstorfer:** Der Spruch ist zwar abgedroschen, aber wahre Schönheit kommt von innen. Es gibt ja Gott sei Dank keine Formeln, die vorschreiben, wie groß schöne Augen oder ein schöner Mund sein müssen. Wer mit sich selbst zufrieden ist, wer sich mit sich selbst wohlfühlt, der hat eine Ausstrahlung, die andere anspricht. Und damit ist er schon ein schöner Mensch. Ich bin überzeugt, dass jeder Mensch, der happy und zufrieden mit sich selbst ist, vielleicht nicht gerade im ersten Moment, aber spätestens im zweiten Moment eine gewisse Art von Schönheit aus-

strahlt und das ist die wahre Schönheit. Ich kenne Menschen, die sind wahnsinnig schön und nach zwei Minuten langweilig und ich kenne Menschen, die sind landläufig gar nicht schön, haben aber eine tolle Ausstrahlung und die faszinieren mich.

*Sind Sie mit sich selbst zufrieden?*
**Weigerstorfer:** Ja, ja und noch einmal ja. Ich habe eine ganz faszinierende vierjährige Tochter, Ina heißt sie und ich liebe sie sehr. Auch wegen ihr habe ich ein Haus am Stadtrand gekauft, mit einem schönen großen Garten. Ich möchte, dass meine Tochter in der Natur aufwächst, aber auch mir macht die Arbeit in der Natur unheimlich viel Spaß. Ich habe Blumen, Früchte, Gemüse und Kräuter angebaut und mein Kind weiß, wie Petersilie aussieht. Dann habe ich, wie erwähnt, mein Pferd, das mir auch sehr viel Freude bereitet. Und da Ina nun in den Kindergarten geht, habe ich wieder ein bisschen mehr Zeit und den Sprung ins Unternehmertum gewagt. Seit wenigen Monaten habe eine eigene Agentur für Kommunikations-Management und Consulting, die mir auch viel gibt. Nicht zu vergessen meine tolle Familie und meine Superfreunde, die mein Leben nur noch lebenswerter machen.

*Kein Mann an Ihrer Seite?*
**Weigerstorfer:** Nein, ich lebe ohne Mann. Es gibt derzeit einfach keinen Mann, mit dem ich den Rest meines Lebens verbringen möchte. Sicher stelle ich da hohe Ansprüche und gebe mich nicht mit dem Zweitbesten zufrieden, ich bin eine Perfektionistin auf allen Ebenen. Abgesehen davon ist mein Leben mit Kind, Familie, Freunden, Sport, Garten und Agentur mehr als ausgefüllt. Und einen Haufen Vieh habe ich auch noch. Ich brauche nur auf meinen großen Bekannten- und Verwandtenkreis schauen, wenn

es da drei Beziehungen gibt, die erstrebenswert sind, ist das viel. Klar, eine Beziehung, die wirklich passt, ist eine der schönsten Sachen der Welt, aber das ist halt selten und zu Kompromissen bin ich keinesfalls bereit. Da lebe ich lieber weiterhin mannlos, ich komme wunderbar mit mir alleine zurecht und bin wirklich glücklich dabei.

# Der genormte Körper
## Entwicklungspsychologische und gesellschaftliche Einflussfaktoren

### Das Körperbild als Schlüssel zum Verständnis

Der menschliche Körper war für die Wissenschaft schon seit jeher ein hochinteressantes Forschungsobjekt. Die Entschlüsselung der organischen und physiologischen Abläufe – aber natürlich auch die Erforschung der psychischen Aspekte – stellten Meilensteine im Grundverständnis des Menschen von sich selbst dar. Seit Mitte des 20. Jahrhunderts betrachten Wissenschafter den menschlichen Körper verstärkt aus einer weiteren, faszinierenden Perspektive: Der Begriff „Body Image“ bezeichnet die wissenschaftliche Beschäftigung mit dem Körperbild und fußt auf der Erkenntnis, dass das Erleben des eigenen Körpers – das Leben im eigenen Körper – eine zentrale Säule der Entwicklung der eigenen Identität darstellt.

In der Psychologie ist das Körperbild folgendermaßen definiert: „Die Körpererfahrung/das Körperkonzept als Gesamtheit aller erworbenen kognitiven, affektiven, bewussten und unbewussten Erfahrungen mit dem eigenen Körper.“ Diese lässt sich wiederum in „Körperbild“, „-erfahrung“, „-orientierung“, „-schema“ und „-zufriedenheit“ untergliedern.“[1, 2]

Das Erleben des eigenen Körpers ist ein Prozess, der ständig im Wandel bleibt. Er verändert sich bis ins hohe Alter. Die stärksten Veränderungen werden dabei – den einzelnen Stufen der entwicklungspsychologischen Reifung entsprechend – vom Säugling bis ins Jugendalter durchlaufen. Vor allem für Mädchen stellt die Pubertät in dieser Hinsicht eine große psychische und soziale Herausforderung dar. Schließlich erfordert die rasche körperliche Veränderung in dieser Lebensphase eine stetige, rasche Anpassung des eigenen Körperbildes. Dies ist – z. B. beim Auftreten von Krisen – nicht immer möglich. Gleichzeitig kann aber auch der sich verändernde Körper selbst zum Auslöser einer Krise werden.

## Von der Macht der Fantasiebilder über das Baby

Die ideale Ausgangsbasis für eine positive Entwicklung beim Kind sind Eltern, die sich selbst und den Partner/die Partnerin akzeptieren und positive Projektionen von sich selbst und dem anderen in sich tragen. Menschen, die ein derartiges Bild von sich und anderen entwickelt haben, sind zum sogenannten „reifen Kinderwunsch" fähig. Darunter versteht man in der Psychologie das Verlangen nach der Weitergabe eigener Fähigkeiten und positiver Eigenschaften – also in Liebe und Fürsorge einem Kind Positives und Stärkung mitzugeben.

Im Gegensatz dazu dient der „neurotische Kinderwunsch" überwiegend egoistischen und selbstbezogenen Gründen. Hier werden dem Kind bereits im ungeborenen Zustand bestimmte Funktionen und Aufgaben zugedacht: Es soll intelligent und schön sein, eine bessere Welt schaffen, Leere und Einsamkeitsgefühle verhindern, den Partner ersetzen oder fester an diesen binden. Das Kind dient als Ersatz für die eigene, nicht vollzogene Selbstverwirklichung und wird deshalb um jeden Preis gewünscht.[3]

Natürlich ist der oben beschriebene reife Kinderwunsch die beste Basis für den Start ins Leben mit dem Kind und für das Kind. Doch wie alle Idealvorstellungen können auch diese in der Realität nicht zu 100 Prozent erreicht werden – vor allem, wenn Eltern die Erfahrungen einer glücklichen, unbeschwerten Kindheit und einer positiven, unbelasteten Beziehung zu den eigenen Eltern verwehrt geblieben ist. Mutter und Vater geben vor allem das weiter, was sie emotional und als Rollenmodell selbst durch Eltern und andere wichtige Bezugspersonen erfahren haben. Auf diese Weise beeinflussen das eigene Erleben und die eigene Biografie ganz entscheidend die Wünsche und Vorstellungen, nach denen man die Erziehung und Förderung der eigenen Kinder ausrichtet. Dadurch werden auch eigene Idealbilder sowie Tabus und Feindbilder an die nächste Generation weitergereicht.

Diese „Weitergabe" beginnt bereits vor der Geburt: Schwangerschaftsfantasien der Mutter wirken sich wesentlich auf die spätere Mutter-Kind-Beziehung aus und definieren so durch Zuschreibungen, Befürchtungen und Hoffnungen der Eltern den „psychischen Platz" des ungeborenen Kindes. [4]

Wesentlichen Einfluss auf die Stimmungslage der Mutter haben natürlich auch Ängste und Befürchtungen um die gesunde Entwicklung des Kindes. Der Wunsch nach gesundheitlicher Makellosigkeit schließt auch zu einem gewissen Grad das Aussehen des Kindes ein. Moderne pränatale Diagnostik ersetzt heutzutage zu einem überwiegenden Teil Fantasievorstellungen durch nahezu realistische 3D-Bilder. Werdende Eltern können dadurch schon zu einem frühen Zeitpunkt sehen, wie ihr Kind aussehen wird. Dies kann die Wahrnehmung des Kindes und die emotionale Bindung der Eltern schon vor der Geburt wesentlich positiv oder negativ beeinflussen. Zum Zeitpunkt der Geburt ist das Kind dadurch bereits mit einer Vielzahl von Vorstellungen, Projektionen und Wünschen versehen.

Diese Einstellung, die mit dem Betrachten der ersten Ultraschallbilder beginnt, kann klarerweise positiv oder negativ ausgeprägt sein. Vor allem das Geschlecht hat einen starken Einfluss darauf, welche Vorstellungen mit dem ungeborenen Kind verknüpft sind. Steht erst einmal fest, ob eine Tochter oder ein Sohn das Licht der Welt erblicken wird, entstehen in den Köpfen der Eltern sofort geschlechtsspezifische Vorstellungen sowie kultur- und rollenstereotype Assoziationen. Eine Tochter muss zum Beispiel schön und artig sein, der Sohn mutig und aktiv. Diese Projektionen beeinflussen unmittelbar das Verhalten von Mutter und Vater.

Ein Kind zu erwarten ist auch aus gesellschaftlicher Sicht kein unbelasteter Zustand. Äußerliche Attribute wie Schönheit, Wohlerzogenheit etc. werden bei der Beurteilung des Glücks-Faktors in den Vordergrund gerückt und das Kind zum Statussymbol stilisiert, das den Eltern Zufriedenheit und Glück bringen soll. In Extremfällen wird das Kind selbst zum „Konsumartikel“, der am Adoptionsmarkt gegen entsprechendes Salär erworben werden kann oder im Kinderwunsch-Katalog von Samenbanken ausgewählt wird. Die Idee des am Reißbrett designten Wunschbabys, bei dem Augen-, Haar- und Hautfarbe, Intelligenzquotient und Persönlichkeitseigenschaften gentechnisch zusammengestellt werden, wird langsam gesellschaftsfähig und steht symptomatisch für die dem Kind auferlegten Funktionen: Es soll immer mehr zur narzisstischen Wunscherfüllung der Eltern beitragen.

## Die Körpererfahrung des Säuglings

Berührungen und die orale und sinnliche Befriedigung beim Stillen und Füttern sind für ein Neugeborenes in den ersten Lebenswochen die wichtigste Kontakt- und Kommunikationsebene zu anderen Menschen. Das Baby wird gestillt, gehalten, gestreichelt, gewickelt und empfindet dabei ein körperliches Wohlgefühl oder körperliches Unwohlsein. Stillen ist ein guter Beginn für ein positives Körpergefühl, wobei das mütterliche Einfühlvermögen wichtig ist, um beim Kind neben der körperlichen Sättigung auch ein emotionales „Satt sein“ entstehen zu lassen. Fehlen diese Bedingungen der emotionalen liebevollen Zuwendung, kann dies zu einem wachsenden „Hunger der Seele“ führen. Mit zunehmender Ausbildung der anderen Sinne (Hören, Sehen, Riechen, Schmecken) entsteht so – je nach empathischen Fähigkeiten der Hauptbezugsperson (meist die Mutter) bzw. der sozialen Umgebung – ein Körperkonzept und Identitätsgefühl, das entweder einem Grundgefühl „Ich bin ok“ entsprechen kann oder im schlechteren Fall einem „Ich entspreche nicht“.

## Risikofaktor „Mutter mit Schlankheitswahn"

Die Zeit der Schwangerschaft und Geburt ist für Mütter nicht nur eine physische, sondern auch eine gewaltige psychische Herausforderung. In keiner anderen Lebensphase verändert sich der Körper derart rasch und umfassend wie in diesen neun Monaten. Die Notwendigkeit des Ruhens und „Zurückschaltens“ und natürlich die körperlichen Veränderungen werden in einer Leistungsgesellschaft von vielen Frauen als unangenehme Nebenerscheinung empfunden, die davon abhält, „normal“ zu funktionieren und auszusehen. Die Natürlichkeit der Erfahrung Schwangerschaft, die auch bedeutet, sich der Entwicklung des Körpers zu überlassen, wird plötzlich zum notwendigen Übel, das möglichst schnell und schmerzlos zu überwinden ist.

Zusätzlich wirken Schönheitsideale, die gleichzeitig immer auch Schlankheitsideale transportieren, auf schwangere Frauen und junge Mütter ein und verunsichern diese. Überspitzt kann man formulieren: Der Schlankheitswahn hat längst auch Schwangere und junge Mütter erreicht.

Die Spitze des Eisberges zeigt sich in Büchern wie „Die ultimative New York-Diät", in dem damit geworben wird, dass das Model Heidi Klum acht Wochen nach der Geburt wieder für den Laufsteg in Form war.[5] Ein unheilvolles Vorbild für viele Schwangere und Mütter, denen damit suggeriert wird, dass die werdende und junge Mutter in erster Linie gut auszusehen hat und alles zu unternehmen hat, um rasch wieder schlank, schön und arbeitsfähig zu sein. Die gesundheitlichen und auch emotionalen Folgen derartiger Praktiken bleiben natürlich unerwähnt. Denn die mütterlichen Ängste und Sorgen ums Gewicht können sich auch auf die Kinder übertragen und auch bei diesen – schon im Säuglingsalter – zu Fütterungsproblemen und im späteren Alter zu einer Körperunzufriedenheit und zu Essstörungen führen.

Derartige Trends treffen zudem bei Schwangeren einen wunden Punkt: Aktuelle Studien belegen, dass eine Gewichtszunahme in der Schwangerschaft bei 40% aller schwangeren Frauen Ängste auslöst und dass 72% aller schwangeren Frauen fürchten, ihr Gewichtslevel vor der Schwangerschaft nicht mehr zu erreichen.[6] 75% der Frauen sind in den ersten Wochen nach der Geburt besorgt über ihr Gewicht.[7] Kein Wunder, dass drei Viertel der Frauen vier Monate nach der Geburt Abnehmversuche starten. Darüber hinaus versuchen mehr als die Hälfte jener Frauen, die vor der Schwangerschaft keine Erfahrung mit Diäten hatten, abzunehmen. Fazit: Abnehmversuche sind in den ersten Monaten nach der Geburt zur Norm geworden.[7]

Frauen mit Essstörungen stehen während der Schwangerschaft noch stärker unter Druck, mit der Veränderung des Körpers und somit des Körperbildes klar zu kommen. Verschiedene Studien ergaben, dass sich die Symptomatik bei Frauen mit Bulimie während der Schwangerschaft zwar verbessert, es in der Zeit nach der Geburt aber zu Rückfällen bzw. zu einer Verschlechterung der Symptomatik führen kann.[8–11]

Für Frauen mit Magersucht ist es von den körperlichen Voraussetzungen her schon schwierig, schwanger zu werden. Einerseits bestehen zumeist Störungen der Libido, andererseits ist die Wahrscheinlichkeit einer Schwangerschaft aufgrund hormoneller Störungen gering. Klappt es dennoch mit der Schwangerschaft, ist die Akzeptanz bei Magersüchtigen, aus gesundheitlichen Gründen Gewicht zuzulegen, noch geringer als bei Frauen mit Bulimie. Durch diese Einstellung steigt das Risiko, untergewichtige Kinder zu gebären.

Auch Frauen, die über „gestörtes Essverhalten“ in der Schwangerschaft berichten (und nicht an einer expliziten Essstörung leiden), haben ein erhöhtes Risiko, vorgeburtliche Komplikationen zu erleiden und untergewichtige Kinder auf die Welt zu bringen. Umgekehrt litten 32 Prozent der Mütter, die ein untergewichtiges Kind geboren haben, in den letzten drei Monaten vor der Schwangerschaft unter Essstörungen.[12] Das niedrige Geburtsgewicht der Kinder trifft sowohl auf die Früh- als auch auf die Termingeburten zu.[8]

Ein starker Zusammenhang findet sich auch zwischen Fütterungsproblemen bei Neugeborenen und einer vorliegenden mütterlichen Essstörung.[13] Mütter mit Essstörungen haben mehr Probleme mit dem Stillen[14] und geben darüber hinaus ihre eigene Konzentration auf das Körpergewicht an das Baby weiter. Das kann in der Folge zur Entwicklung von Ängsten und entsprechenden Handlungen – wie Diäten ohne Anlass für das Kind – führen.[15]

Zusammenfassend lässt sich sagen: Im Zeitraum der Schwangerschaft und in den ersten Jahren mit dem Säugling und Kleinkind werden wichtige Weichen für ein positives oder auch negatives Körperbild gestellt. Gesellschaftliche bzw. elterliche Vorstellungen und Bilder von perfeken Kindern prägen die Eltern- und Mutter-Kind-Beziehung langfristig.

## Von der Macht der Vorbilder

### Körperbildentwicklung in Kindergarten- und Volksschulzeit

Mit zunehmendem Alter erweitert sich auch die Anzahl der relevanten Kontaktpersonen, die einen Einfluss auf die weitere Ich- und Körperbild-Entwicklung des Kindes haben. Im Kindergarten werden vielschichtige soziale Erfahrungen über „Wer bin ich" in der Kleingruppe gemacht. Auch werden die ersten wichtigen Sozialisationserfahrungen von Akzeptanz oder Ablehnung gesammelt. Kinder müssen frühzeitig lernen, mit ihren Frustrationen und Aggressionen umzugehen, ohne Gewalt anzuwenden. Auch konstruktives Verhalten bei Ablehnung, Konkurrenz- und Neidgefühlen kann geübt werden.

Die Kindergartenzeit ist auch die Entwicklungsphase, in der sich Kinder zu vergleichen beginnen und sich an anderen erfahren. Kinder, die hier in einer Atmosphäre von gegenseitiger Toleranz und Wertschätzung unabhängig vom Aussehen wachsen und lernen, können besser ein positives Körperbild von sich selbst und anderen entwickeln.

Das österreichische Bildungswesen verfügt hierzu über gute Konzepte in der Kindergarten- und Schulpädagogik, aber auch über Konzepte, die dazu beitragen, die Fixierung auf spezifische Rollen aufzubrechen. Ziel dieser Erziehungskonzepte ist es, Buben und Mädchen ein breiteres soziales Verhaltensspektrum zu ermöglichen, das sich auch auf den Zugang zum eigenen Körper und dessen Bewertung auswirkt: also Buben zu unterstützen, ihre Gefühle zu entdecken und diese ausdrücken (z. B. weinen), und Mädchen nicht nur auf Äußerlichkeiten und weibliche Attribute zu reduzieren.

Doch auch Kinder mit einer noch so guten Kind-Eltern-Beziehung müssen mit massiven gesellschaftlichen und wirtschaftlichen Einflüssen fertig werden. Marketing- und Werbekampagnen zielen bewusst auf immer jüngere Kinder, um mit früher Markenbindung die KundInnen von morgen zu generieren. Was früher der Erwachsenenwelt vorbehalten war, hat längst auch schon in Kindergärten und Kinderzimmer Einzug gehalten: Markenkleidung, Handys, elektronisches Spielzeug – Kinder finden sich schneller in der Welt der Statussymbole wieder als wir es wahr haben wollen. Dies führt dazu, dass schon diese materiellen Ausstattungen Gegenstand des Vergleichs mit und Bewertung des anderen werden.

Zusätzlich werden natürlich auch Kinder über Fernsehen, Plakate und Internet mit uniformen und unerreichbaren, weil virtuellen Schönheitsnormen konfrontiert, die schon im Kindergartenalter eine Unzufriedenheit mit dem eigenen Aussehen auslösen können.

In diesem Zusammenhang ist ein Aspekt zu nennen, der immer mehr in den Vordergrund tritt und die psychische Entwicklung beeinflusst: die frühe Instrumentalisierung des Kindes als sexualisiertes und erotisiertes Objekt. Bei Modeschauen, am Catwalk und in der Werbung werden immer häufiger Kinder – besonders Mädchen – eingesetzt. Geschminkt und gestylt wie kleine Erwachsene wird ein Bild geprägt, das Mädchen sehr früh als Objekte der Begierde missbraucht. Dazu passt auch leider die stetig zunehmende und bedrohlich werdende Flut von kinderpornografischen Darstellungen, die sich im Internet massiv verbreitet und Jugendschutzorganisationen vor unlösbare Kontrollaufgaben stellt.

Doch nicht nur Mode- und Schönheitsindustrie konfrontieren Eltern heute mit einer schwierigen Gratwanderung: Während die Lebensmittelindustrie mit einem Überangebot an süßen und gleichzeitig fetthältigen Leckereien lockt und die Unterhaltungsindustrie mit bequemen Sitzspielen an Konsolen und Monitore ködert, sollen Eltern ihren Kindern durch gesunde Ernährung, Bewegung und Bewegungsangebote ein positives Körpergefühl ermöglichen, um krankhaftem Übergewicht vorzubeugen.

Generell bedeuten diese Entwicklungen eine Tendenz zu einer verkürzten Kindheit. Im Gegensatz zu früher ist diese allerdings nicht durch Kinderarbeit sondern durch Zwänge wie Leistungs- und Konsumdruck charakterisiert.

## Risikofaktor Barbie?

Mit der „Geburt“ von Barbie vor mehr als 50 Jahren gab es in den Kinderzimmern plötzlich einen krassen Gegensatz zu den kindlichen, weichen und rundlichen Puppen der Vergangenheit. War die Identifikation beim Puppenspiel früher mit der Puppe als Kind und dem spielenden Kind als Mutter verknüpft, weckte Barbie bei den spielenden Mädchen nun den Wunsch, genauso schön und perfekt zu sein wie Barbie. Barbie bot Mädchen eine Projektionsfläche für die eigene Zukunft und Erwachsenenrolle.

Barbie unterscheidet sich von klassischen Puppen in erster Linie durch ihre unrealistische und unnatürliche Körperform. Mädchen ziehen diese übertriebene Körperform als Vorbild für das eigene Aussehen heran. Eine Studie zeigt, dass Mädchen im Alter zwischen 5 und 6 Jahren nach dem Spiel mit Barbie unzufriedener mit dem eigenen Aussehen und Körper waren als nach dem Spiel mit klassischen, realistischen Puppen[16]. Bei älteren Mädchen hingegen verliert Barbies Vorbild an Einfluss.

Hätten Astrid Lindgren's sommersprossige „Pippi Langstrumpf" mit zerrissenen Strümpfen und Kleidern oder „Die feuerrote Friederike" mit ihrem Übergewicht und ihrer Schüchternheit von Christine Nöstlinger heute eine Chance sozial integriert zu werden und Anerkennung in der Gruppe zu finden? Eine wichtige Voraussetzung, um mit Abwertungen und Verspottungen in der Gruppe wegen Aussehen, Kleidung, Haaren, Herkunft, Hautfarbe oder fehlenden Statussymbolen besser fertig zu werden, ist eine positive Bewertung des eigenen Selbst und des eigenen Körpers, also ein zugrunde liegendes positives Selbstkonzept, das als Puffer und Prellbock gegen Ereignisse wirkt, die das Selbst- und Körperbild beeinträchtigen können. Beide Autorinnen habe daher ihre Protagonistinnen damit ausgestattet und ihnen Menschen an die Seite gestellt, die sie hierbei unterstützt haben und bereit waren, einen Blick unter die Oberfläche zu werfen.

## Körperbildentwicklung im Jugendalter

Das Jugendalter – die sogenannte „Adoleszenz" – ist jene Entwicklungsphase, in der sich psychisch und körperlich ein starker Wandel vollzieht. In dieser Zeit müssen sich Jugendliche einer Vielzahl von Herausforderungen stellen.

Neben einer Akzeptanz des eigenen, sich verändernden Körperbildes gilt es, neue Beziehungen zum eigenen und anderen Geschlecht aufzubauen, Selbstvertrauen zu entwickeln und ein eigenes Wertesystem zu generieren. Um all diese Herausforderungen zu meistern, müssen die eigenen Grenzen ausgelotet und das idealisierte Bild der Eltern aufgegeben werden.[17] Jugendliche müssen sich von den eigenen Eltern – insbesondere der Mutter lösen – um eine eigene Identität entwickeln zu können. Nach der wichtigen Phase der vertrauensvollen Kindheit ist das oftmals nur durch eine Abgrenzung von den Eltern bzw. durch Rückzug und das Einnehmen einer Gegenposition zu den Eltern erreichbar. In dieser Phase bedarf es reifer, verständnisvoller Eltern, die trotz des jugendlichen Aufbegehrens und Attackierens, eine liebende und akzeptierende Grundhaltung bewahren. All das resultiert in einem komplexen Konstrukt aus neuartigen Erfahrungen und Gefühlszuständen, das viele Jugendliche immens fordert.

Mädchen müssen sich in dieser Lebensphase mit der eigenen Sexualität und Fruchtbarkeit sowie dem Beginn des Beziehungsverhaltens auseinander setzen. Insbesondere ist dies wichtig, da der Körper weiblichere Formen bekommt. Der tägliche Blick in den Spiegel führt zu Erstaunen, Verunsicherung, zu einem ambivalenten Eindruck von sich selbst. Wohlgefallen und Ablehnung wechseln in kurzen Zeitabständen. In dieser Phase sind junge Frauen auch zunehmend mit den rollenstereotypen Anforderungen konfrontiert, die mit dieser Entwicklung verknüpft sind: Weibliches Verhalten und die Fixierung auf das Aussehen und dem Wunsch, gesellschaftlichen Schlankheits- und Schönheitsidealen zu entsprechen, werden unter Gleichaltrigen rasch ein bestimmendes Thema.

Für Mädchen ist das Eintreten der ersten Regelblutung und das Bewusstsein, ab nun die Möglichkeit zu haben, schwanger zu werden, ein einschneidendes Erlebnis. Auch erste geschlechtliche Erfahrungen fallen in diese Zeit. Zwischen 16 und 17 Jahren haben 50 Prozent der Burschen und Mädchen das „Erste Mal“ bereits erlebt[18], wie nationale und internationale Befragungen ergeben.

Für manche Mädchen ist vor allem eine im Vergleich zu Freundinnen und Gleichaltrigen beschleunigte oder verzögerte körperliche Entwicklung verunsichernd und verlangt eine große Anpassungsleistung. Kommt es zum Beispiel innerhalb weniger Monate zu einem rapiden Wachstum der Brust oder der Hüften, können die neugierigen Blicke eines noch kindlichen FreundInnenkreises unangenehm sein. Auch der öffentliche und sexualisierte Blick der Erwachsenenwelt kann sie viel zu früh zu Objekten der Begierde werden lassen, eine Herausforderung, der eine noch kindliche Persönlichkeit schwer stand halten kann. Das junge Mädchen hat den Körper einer Frau und wird auch von der Umgebung so wahrgenommen, ihre Persönlichkeitsentwicklung ist jedoch noch kindlicher und damit verletzlicher und instabiler, denn: Die körperliche Entwicklung geht oft nicht mit der psychischen konform. Doch es gilt auch umgekehrt: Haben bereits alle anderen üppige Formen, löst dies Verunsicherung und Ängste bei jenen aus, die noch eine kindliche Figur haben. Wichtig ist es hier den Jugendlichen zu vermitteln, dass es eine breite zeitliche Spannbreite der körperlichen aber auch der Persönlichkeitsreifung gibt.

Die Adoleszenz ist auch jene Zeit, in der Vorbilder abseits von Familie und Freunden besonders an Einfluss gewinnen. Der Glamour der medialen Welt mit ihrer oberflächlichen Star- und Prominentenkultur ist allerdings ein Risikofaktor, der Selbstbewusstsein und Selbstwert von jungen Menschen gehörig untergraben kann. In den Medien werden ständig neue Stars aus Film, Fernsehen und Musik-Business ins öffentliche Bewusstsein und vor allem ins Bewusstsein der Jugendlichen gepusht. Sie verkaufen den sich suchenden Jugendlichen ein Leben ohne (Geld)-Sorgen und (Existenz)-Ängste sowie ein abwechslungsreiches Leben in Luxus und Sorglosigkeit und koppeln dies mit Bildern von durchtrainierten und gestählten jugendlichen Körpern, die das Ideal des Zeitgeistes prägen. Diese Attribute werden ohne stabile Beziehungen und Vorbilder in der unmittelbaren Umwelt zu einem diffusen Lebensziel.

Doch um als Protagonist in einer Seitenblicke-Gesellschaft bestehen zu können, sind immer neue Schlagzeilen nötig. Diese sind oftmals abhängig vom Skandalverhalten der Stars und Sternchen. Musikvideos hart an der Grenze zu Softpornos, Auftritte in betrunkenem Zustand oder unter Drogen, Partyexzesse bis hin zu Pornovideos, die „unbeabsichtigt" in die Öffentlichkeit geraten, und dies alles unter den Augen der medialen Öffentlichkeit, führen zu einer Fixierung auf Sexualität und Aussehen. Vor allem die Körper der Promis stehen im Rampenlicht. „Perfekte" Bikinifigur oder Sixpack werden medial hervorgehoben und gelobt, Abweichungen davon lösen hämische Kommentare aus.

Es ist sehr verführerisch und ein Zeichen unserer Zeit, dass sich sehr viele Jugendliche an diesen oberflächlichen Eigenschaften orientieren und in erster Linie ihren Vorbildern körperlich gleichen wollen. Die Folgeerscheinungen zeigen sich immer wieder in Studien – auch in einer repräsentativen SchülerInnenbefragung in Wien: 90 Prozent(!) der jungen Mädchen gaben an, mit ihrem Körper unzufrieden zu sein.[19, 20]

Der Einfluss der Medienwelt auf ein „normiertes, gesellschaftlich anerkanntes Aussehen" führt bei immer jüngeren Teenagern zum Wunsch nach Schönheitsoperationen als vermeintliche Lösung aller Probleme. KinderärztInnen und Kinder- und JugendpsychologInnen sind zunehmend alarmiert und fordern Altersbegrenzungen bzw. psychologische Abklärung vor derartigen Eingriffen.

Die Familie nimmt als Schutzfaktor in einer von Show

und Unterhaltung im Überangebot dominierten Welt einen wichtigen Platz ein, hat es jedoch immer schwerer, denn die kulturellen und gesellschaftlichen Faktoren beeinflussen die Wünsche, Träume und Ziele der Jugendlichen immer stärker.

Dabei zeigt sich in einer weltweiten Studie der Kosmetikmarke „DOVE“[21] „Jenseits von Stereotypen: Das neue Verständnis von Schönheit“ an 3 300 Mädchen und Frauen von 15–64 Jahren, dass den familiären Beziehungen, vor allem der Mutter-Tochter-Beziehung, große Gestaltungsmöglichkeit beizumessen ist. Gleichzeitig werden auch gesellschaftliche Zwänge und Vorstellungen deutlich:

51% aller Frauen wünschen sich, ihre Mütter hätten mit ihnen in der Pubertät öfter über „Schönheit“ und das eigene Körperbild gesprochen.

79% aller Frauen sind der Meinung, dass es unbedingt erforderlich ist, bereits mit sehr jungen Mädchen darüber zu sprechen, was „wahre“ Schönheit ausmacht.

72% hoffen, dass sie ihren Töchtern keine Selbstzweifel oder Unsicherheiten übertragen haben.

67% aller Frauen vermeiden bestimmte Aktivitäten, wenn sie mit ihrem Aussehen unzufrieden sind.

Die Auswertung der Antworten von jungen Mädchen zeichnete folgendes Bild:

- Die Hälfte aller Frauen weltweit ist der Überzeugung, dass familiäre Beziehungen den größten Einfluss auf ihr Selbstwertgefühl haben.[21]
- Zwei Drittel aller Frauen glauben, dass von ihnen erwartet wird, körperlich attraktiver zu sein als die Generation ihrer Mütter.[21]
- Die Unzufriedenheit mit dem Körperbild wächst, je älter heranwachsende Mädchen werden. Während 75% der 8- bis 9-jährigen Mädchen sagen, dass sie mit

ihrem Aussehen zufrieden sind, sind nur noch 56% der 12- bis 13-jährigen Mädchen dieser Meinung.[22]
- Ein Drittel aller 14- bis 17-jährigen Mädchen glaubt, dass sie zu dick sind. 60% versuchen abzunehmen.[22]
- Mehr als 50% der 11- bis 15-jährigen Mädchen geben an, dass ihre Mutter die bevorzugte Anlaufstelle bei Problemen ist.[23]

Gerade im Zusammenhang mit diesen Studienergebnissen ist es wichtig, dass eine Mutter, deren Tochter den Wunsch nach einer Schönheitsoperation äußert, diesen sehr kritisch hinterfragt. Denn den Wunsch der Tochter unkritisch zu unterstützen, signalisiert damit gleichzeitig, dass die Mutter auch findet, dass die Tochter nicht „in Ordnung" ist. Das führt zu einer zusätzlichen Verunsicherung und scheinbaren Bestätigung eines subjektiv empfundenen körperlichen Mangels.

Untersuchte die Studie von DOVE die Mutter-Tochterbeziehung, so zeigen andere Studien auch, dass Väter für weibliche Teenager einen einflussreichen Faktor darstellen. In einer Langzeitstudie an 6 770 Mädchen und 5 287 Burschen zwischen 9 und 14 Jahren zeigte sich, dass Töchter von Vätern, denen ein schlankes Aussehen wichtig ist, regelmäßig Diäten machen, um seinen Vorstellungen zu entsprechen.[24]

## Gesellschaftliche Bilder bestimmen unser Leben

Die Entwicklung von Gefühlen, Wertesystemen und Normen sind für alle Menschen ein lebenslanger Lern- und Erfahrungsprozess. Diesen Vorgang nennt man „Sozialisation" (aus dem Lateinischen, sociare = verbinden).

Triebfeder hinter diesem nie endenden Prozess ist die Anpassung an gesellschaftliche Denk- und Gefühlsmuster durch eine Verinnerlichung von Normen. „Sozialisation“ umfasst einerseits die Entwicklung der Persönlichkeit durch Interaktion mit der Umwelt, andererseits auch den Aufbau und das Eingehen von sozialen Bindungen im Rahmen von Beziehungen.

Erst durch die Summe all dieser Lernprozesse werden Menschen in einer bestimmten Gesellschaft und ihrer Kultur sozial „handlungsfähig“. Sie lernen, sich „zu benehmen“, werden in verschiedenste Bräuche, Traditionen und Rituale eingeführt. Es geht darum, soziale Regeln zu lernen und an deren Entwicklung mitzuwirken. Ein Sprichwort sagt, dass man „für das Leben lernt“. Genau so ist Sozialisation als lebenslanger Prozess zu sehen, der über viele verschiedene Kommunikationswege bewusst und unbewusst vermittelt wird. Gruppen, Personen und Institutionen, welche diese sozialen Lernprozesse des Einzelnen steuern und beeinflussen, bezeichnet man im Fachjargon als „Sozialisationsinstanzen“. Die Medienwelt hat sich in unserer Gesellschaft zu einer derartigen tonangebenden Instanz entwickelt.

Sozialisation soll zu verschiedenen positiven Zielen, wie die Erreichung sozialer gesellschaftlicher Kompetenz, die Entwicklung von Selbstsicherheit und Selbstständigkeit, Gewissensbildung, Förderung intellektueller Fähigkeiten, Entwicklung von Empathie, Solidarität und die Fähigkeit, Konflikte zu bewältigen, führen. Sie kann auch Lebensfreude, Neugier und Wissensdurst unterstützen.

Eine bedeutende Entwicklung bei der Sozialisation heutiger Kinder und Jugendlicher ist die zunehmende Fokussierung und Konzentration der Gesellschaft auf die Körperoberfläche und die steigende gesellschaftliche Tendenz zum „normierten Körper“, die unsere Wahrnehmung von uns selbst und von anderen radikal verändert hat. Diese veränderte Wahrnehmung ist im Bewusstsein verankert und führt zu teilweise fatalen Folgeerscheinungen: die Unzufriedenheit mit sich selbst und vor allem dem eigenen Körper ist längst nicht mehr Ausnahme und Einzelfall in der psychotherapeutischen Praxis, sondern statistischer Normalzustand und Ausdruck einer gesellschaftlichen Massenbewegung. Auf der psychologischen Ebene führt dies zu einer Zunahme von Selbstwertstörungen im Kindesalter, zu sozialen Ängsten, sexuellen Funktionsstörungen, körperdysmorphen Störungen sowie zu einem breiten Spektrum von gestörtem Essverhalten bis hin zu manifesten Essstörungen.[25]

## Alarmierende Studien beweisen fatale Trends

Dass die Summe der Bilderflut Auswirkungen auf Selbstwert und Körperzufriedenheit der KonsumentInnen hat, wird durch eine Fülle nationaler und internationaler wissenschaftlicher Studien belegt.

Eine im Jahr 1996 durchgeführte Meta-Analyse[26] von 222 wissenschaftlichen Studien, die in den letzten 50 Jahren zu gender- und altersspezifischen Untersuchungen über Selbstzufriedenheit und Attraktivität durchgeführt wurden, lieferte deutliche Ergebnisse: In sämtlichen Studien zeigen sich Mädchen und Frauen signifikant vulnerabler (d. h. verletzbarer) und unzufriedener als Männer – eine Tendenz, die sich in der jüngeren Vergangenheit deutlich erhöhte. Die deutlichsten Unterschiede in diesem Punkt zeigten sich bereits bei 14-jährigen Mädchen und Burschen.

Den Einflüssen der medialen „Manipulation" unterliegen nachweislich auch Kinder. In einer Untersuchung an 213 neunjährigen Mädchen wurde schon 1992 festgestellt, dass jedes dritte Mädchen den Wunsch hatte, dünner zu sein und viele bereits eine Diät in Angriff genommen hatten. Doch GesundheitsexpertInnen wissen: Diätverhalten kann die Eintrittskarte in die Welt einer Essstörung sein.[27]

Eine bahnbrechende psycho-anthropologische Langzeit-Studie aus dem Jahr 2004, die an der Harvard School of Medicine auf den Fidschi-Inseln durchgeführt wurde[28], machte deutlich, dass sich durch den Satelliten-Empfang westlicher Fernsehanstalten das traditionell gängige Schönheitsideal von „rundlichen“ Körperformen und Esskultur radikal zu westlichen Schlankheitsstandards veränderte. Dies führte auch zu einem erstmaligen Auftreten von Magersucht und Bulimie, wie dies die Studienleiterin Anne Becker feststellen musste.

Sara B. Cohen analysierte 2006 die Aussagen einschlägiger guter wissenschaftlicher Studien zum Einfluss der medialen Darstellungen bei Studentinnen auf die Zufriedenheit bzw. Unzufriedenheit mit dem eigenen Körper, gestörtes Essverhalten und dem Wunsch, schlank zu sein. Das Ergebnis könnte nicht eindeutiger ausfallen: Alle Studien kamen zur selben Aussage, dass der mediale Einfluss eindeutig schädlich war und zu Körperunzufriedenheit, gestörtem Essverhalten und der Besessenheit nach einem schlanken Körper führte. [29]

Auch der Effekt des in der Werbung transportierten Schlankheitsideals auf den Grad der Unzufriedenheit über den eigenen Körper wurde bereits vielfach wissenschaftlich nachgewiesen:

In einer experimentellen Studie an 160 jungen Mädchen und 197 Burschen zwischen 13 und 15 Jahren wurden der Werbeeffekt und dessen Einfluss auf Schlankheitsbestrebungen anhand von 40 Werbespots beleuchtet. 20 Spots verwendeten dabei dünne, dem Schlankheitsideal entsprechende Darstellerinnen. 20 Spots kamen ohne Körperdarstellung aus. Es zeigte sich, dass die Testteilnehmerinnen nach dem Konsum der Spots mit den dünnen

Vorbildern eine signifikant geringere Körperzufriedenheit aufwiesen.[30]

Ein Forscherteam der US-Universitäten Wisconsin und Michigan sichtete 77 wissenschaftliche Studien mit 15 000 ProbandInnen über den Einfluss von Medienkonsum, Körperunzufriedenheit, Internalisierung eines dünnen Körperideals und Essverhalten. Die Ergebnisse belegen, dass permanente Konfrontation mit medialen weiblichen Schlankheitsbildern zu Verunsicherung bei jungen Mädchen und Frauen mit dem eigenen Aussehen führen. Am deutlichsten zeigte sich dies im Alter von 10–18 Jahren, etwas schwächer bei 19 bis 32-Jährigen.[31]

Die Auswirkungen von Musikvideos, die das soziokulturelle Schlankheitsideal sehr intensiv transportieren und verbreiten, wurden ebenfalls einer wissenschaftlichen Analyse unterzogen. Es zeigte sich, dass nach dem Betrachten der Videos 16–19jährige Mädchen signifikant unzufriedener mit ihrem eigenen Aussehen und ihrem eigenen Körper waren.

In Österreich sind die Ergebnisse in Hinblick auf die Zufriedenheit mit dem eigenen Aussehen und Körper nicht weniger dramatisch: In Wien wurden im Jahr 2000 insgesamt 718 Mädchen und 428 Burschen mit folgenden Ergebnissen befragt[19]:

- 44% der Mädchen stuften sich als eher übergewichtig ein, obwohl tatsächlich nur 6% übergewichtig waren.
- 52% der Mädchen hatten bereits eine Diät hinter sich. Bei den Burschen waren es 14%.
- 80% der Mädchen hatten etwas bis sehr starke Angst, zuzunehmen. Bei den Burschen waren es 40%.
- Weiters waren 89% der Mädchen mit dem eigenen Körper unzufrieden. Bei den Burschen 65%.

Eine empirische Untersuchung an 656 Wiener Frauen mit einem Durchschnittsalter von 47 Jahren lieferte folgende Erkenntnisse: 82% der Frauen sahen ihr Idealgewicht unterhalb ihres aktuellen Gewichts. 83% der Frauen waren mit ihren Körperproportionen unzufrieden. 80% der Frauen machten ihren Selbstwert vom Gewicht abhängig. 82% der Frauen hatten Angst zuzunehmen.[32]

Eine repräsentative österreichische Studie, durchgeführt vom Karmasin[33] Marktforschungs-Institut im Auftrag des Wiener Programms für Frauengesundheit, ermittelte 2007 bei 287 Frauen folgende Motive für Diätverhalten: 59% unterziehen sich einer Diät um attraktiver zu sein, 56% um ihr Selbstwertgefühl zu steigern und nur 43% aus gesundheitlichen Gründen.

Doch oft bleibt es nicht bei gefährlichen Diäten, um sich einen der Norm entsprechenden Körper zu schaffen: Die alarmierenden Ergebnisse einer im Jahr 2008 von der Karmasin Motivforschung im Auftrag des Wiener Programms für Frauengesundheit durchgeführten repräsentativen Studie zeigt: Jede vierte Österreicherin zieht eine Schönheitsoperation in Betracht, 8% der Frauen gaben an, sich bereits einer Schönheitsoperation unterzogen zu haben.[34]

Da laut der Amerikanischen Gesellschaft für Plastische Chirurgie (2007) die Anzahl der Schönheitsoperationen in den USA auf 10 Millionen in 2006 angestiegen ist, – ein Anstieg von 48% im Vergleich zum Jahr 2000 – wurden die Auswirkungen von Reality Shows über Schönheitsoperationen an 2 057 Studentinnen gemessen. Es wurde festgestellt, dass das häufige Betrachten dieser Dokumentationen zu einer positiveren Einstellung zu Schönheitsoperationen sowie zu einem gesellschaftlich wahrgenommenen Druck führte, sich einem chirurgischen Eingriff zu unterziehen. Gleichzeitig verringerte sich aufgrund der zumeist idealisierten Beiträge, die eine Wandlung vom „hässlichen Entlein zum schönen Schwan“ versprechen und gleichzeitig die möglichen Nebenwirkungen und Risiken im Bericht aussparen, die Angst vor dem Eingriff. Die AutorInnen sahen darin einen klaren Zusammenhang zwischen der Zunahme der Popularität solcher TV-Sendungen und dem rapiden Anstieg von Schönheitsoperationen.[35]

Diese und ähnliche Studien lassen vor allem zwei Tendenzen erkennen: Frauen, die Veränderungen an ihrem Körper vornehmen lassen, werden immer jünger. Immer mehr Frauen ab 45 Jahren verspüren einen Druck, jugendlicher auszusehen.

Unter den Eingriffen dominieren hauptsächlich „verjüngende" Prozeduren, wie Faltenbehandlungen und Gesichtsstraffungen. Der Jugendlichkeitswahn macht jedoch beim Gesicht nicht halt, sondern hat auch die intimsten Körperregionen erreicht: Sogenannte „Verjüngungen" der Vulva werden immer häufiger angeboten und nachgefragt – ein Trend, der maßgeblich von den gängigen Körperidealen in der Pornoindustrie geprägt und beeinflusst wird. Laut der American Society of Plastic Surgery ist die Vaginalchirurgie das am schnellsten wachsende Segment der Schönheitschirurgie. Zur Sicherheit oder zu den Langzeitfolgen derartiger Eingriffe gibt es allerdings kaum wissenschaftliche Evidenz. Allerdings warnt die sexualmedizinische Forschung vor Empfindungsbeeinträchtigungen und sexuellen Störungen durch die operationsbedingten Durchtrennungen der multiplen neuronalen Verbindungen.

Ein noch wenig untersuchter Aspekt bei der rasanten Zunahme von Designer Vaginas ist der Trend zur Körperenthaarung und seinem Beitrag zu einer steigenden Unzufriedenheit mit dem eigenen geschlechtlichen Aussehen. Die Komplettrasur im Intimbereich gibt den Blick auf das weibliche Genital frei. War dieser Bereich durch Intimbehaarung früher verdeckt, wird dieser nun sichtbar. Zusammen mit der Tatsache, dass der Genitalbereich bei Frauen extrem tabuisiert war und immer noch ist – alleine die Bezeichnungen wie Schamhügel, Schamlippen, Schamhaare, die Scham zeigen dies – und somit ein „weißer Fleck" im Körperbild war, wird dies erst durch die Rasur für Frauen sichtbar und somit vergleichbar. Und oftmals in Folge der Unkenntnis abgelehnt. Pornografische Fotografien und Filme vermitteln zusätzlich ein einseitiges und virtuelles Bild, wie die Vulva einer Frau auszusehen hat. Aufgrund der weiten Verbreitung von pornografischen Darstellungen und dem leichten Zugang durch Internet und Videos haben diese Bilder auch Zugang zur Alltags- und Jugendkultur gefunden. Diese künstlichen und artifiziellen Darstellungen von weiblichen Genitalien wurden zum Modell und Vorbild. Zudem sind die meisten Pornodarstellerinnen sehr junge Mädchen und vermitteln daher ein kindliches Bild des weiblichen Genitals. Die Tatsache der natürlichen Veränderungen des weiblichen Genitals, die durch einen körperlichen Reifungsprozess sowie Schwangerschaft und Geburt entstehen, wird aus diesem modellhaften Bild ausgeblendet.

So ist es nicht verwunderlich, dass Mädchen und Frauen durch einen Vergleich mit der Realität verunsichert werden. Das eigene geschlechtliche Aussehen wird als unnatürlich, schlecht und damit verbesserungswürdig empfunden und somit abgelehnt. Auch junge Männer haben diese pornografischen (Vor-)Bilder im Kopf und legen bei ihren Partnerinnen diese unrealistischen Maßstäbe an; und im schlimmsten Fall der Frau oder dem Mädchen eine Intimkorrektur nahe. Immer mehr GynäkologInnen werden von ihren Patientinnen mit dieser Verunsicherung konfrontiert, die in dem Wunsch nach Intimkorrekturen gipfeln.

Schönheitsoperationen sind allerdings keine Therapie gegen die Unzufriedenheit mit dem eigenen Körper und dem eigenen Leben. Meist steht hinter einer ausgeprägten Körperbildstörung oder Körperunzufriedenheit eine komplexere Problematik. Das chirurgische Messer ist in den meisten Fällen nicht die geeignete Methode. Psychotherapeutische Begleitung kann wesentlich mehr und dauerhafter dazu beitragen, die hinter der Unzufriedenheit liegenden Ursachen zu erhellen und Lebensfreude zu ermöglichen ebenso wie gesunde Ernährung, Bewegung und Sport. Derzeit gibt es wenige wissenschaftliche Studien, die einen seriösen Beweis über die Zunahme der Zufriedenheit nach erfolgter genitalchirurgischen Schönheitsoperation liefern können. Bei der Mehrzahl der wenigen Studien zu diesem Thema ist die Aussagekraft geschmälert, da sie von Schönheitsinstituten durchgeführt oder beauftragt wurden. Die Befragung von Patientinnen, die für eine Intimkorrektur tief in die Geldbörse greifen müssen, liefert – wenig überraschend – meistens positive Ergebnisse. Unabhängige repräsentative Studien auf hohem wissenschaftlichem Niveau (z. B. Doppelblind-Studien mit randomisierten Untersuchungsdesigns) gibt es hierzu noch nicht, obwohl es ein höchst interessantes Forschungsgebiet wäre. Die Aussagen, dass die Frauen nach erfolgter Schönheitsoperation glücklicher sind, können vor diesem Hintergrund als reines Marketing betrachtet werden. Das Geschäft mit der Körperunzufriedenheit, die aus marketing- und verkaufstechnischen Gründen erwünscht ist und gefördert wird, ist jedenfalls zu hinterfragen und verlässt den „Tugendpfad der Medizin als Heilberuf".

## Ess- und Körperbildstörungen – Der Kampf mit sich selbst

Prinzipiell müssen bei der Entstehung einer psychischen Erkrankung mehrere Faktoren negativ zusammenspielen. Bei der Entwicklung von Magersucht, Bulimie, Esssucht, Body-Dismorphic-Disorder, Sexualstörungen, Störungen des Sozialverhaltens, Körperbildstörungen und Psychosen ist daher davon auszugehen, dass frühe negative Einflüsse in der Kindheit sowie fehlende stützende und stärkende soziale Einflüsse eine wesentliche Rolle spielen. Sobald aktuell belastende Situationen oder Krisen eintreten, können diese zu einer Verletzbarkeit führen, die eine psychopathologischen Entwicklung verursachen können.

In diesem Licht ist auch die Zunahme von Libido- und Sexualstörungen zu sehen. In einer Zeit, in der immer mehr Beziehungen zerbrechen, bedeutet dies auch das Eingehen von neuen Partnerschaften und somit intimen Beziehungen. Es versteht sich von selbst, dass mit den medialen Bildern von glatter faltenfreier Haut und durchtrainierten Körpern im Kopf ein negatives Körpererleben in den Vordergrund tritt und damit einer lustvollen entspannten körperlichen Hingabe im Weg steht. Der Schönheits- und Schlankheitskult wirkt somit lusthemmend, da die Angst und Sorge um das Gefallen im Vordergrund steht und Druck erzeugt.

Wie bereits erwähnt, stehen Essstörungen im eindeutigen Zusammenhang mit gesellschaftlichen Körperidealen. Aufgrund der Vielzahl an betroffenen Frauen und Mädchen und der nachhaltigen körperlichen Schädigungen verdient das Krankheitsbild der Essstörungen eine genauere Betrachtung.

## Anorexia nervosa – Magersein als Kultprogramm?

Das Krankheitsbild „Anorexia nervosa“ wurde erstmals 1874 beschrieben[36] und bezeichnete damals das unerklärliche Verhalten, willentlich und bewusst bis auf die Knochen abzumagern. Dabei verließen sich die Ärzte unkritisch auf den von den Patientinnen am häufigsten vorgeschobenen Grund – einfach keinen Appetit mehr zu haben. Heute weiß man, dass diese Bezeichnung eigentlich falsch ist, denn im Grunde liegt nicht mangelnder Appetit oder fehlendes Interesse an der Nahrung vor. Mit dem bewussten Hungern werden andere Ziele angestrebt. Die deutsche Bezeichnung der Anorexia nervosa lautet deshalb auch „Magersucht“.

Von Magersucht spricht man nach den Diagnosekriterien Anorexia nervosa, DSM IV (1994)[37], wenn folgende Vorrausetzungen erfüllt sind:

- Weigerung, das Körpergewicht über einem minimalen Normalgewicht, entsprechend Alter und Größe, zu halten (z. B. Gewichtsverlust bis zu 15 % unter dem erwarteten Gewicht oder fehlende Gewichtszunahme in der Wachstumsphase),
- starke Angst vor Gewichtszunahme oder Angst vor dem Dickwerden, obwohl Untergewicht besteht und die Nahrungsaufnahme strikt kontrolliert wird,
- Störungen der eigenen Körperwahrnehmung hinsichtlich Gewicht, Größe oder Form. Die Bedrohlichkeit des eigenen Untergewichts wird vehement bestritten und gleichzeitig dem Körpergewicht bzw. der Körperfigur eine ungewöhnlich große Bedeutung für das Selbstwertgefühl zugeschrieben.
- Bei Frauen: Das Aussetzen von mindestens drei aufeinanderfolgenden Menstruationszyklen (primäre oder sekundäre Amenorrhöe) oder wenn die Mens-

truation nur bei Gabe von Hormonen (z. B. Östrogen) eintritt.

Treten diese Symptome auf, kann die Krankheit detaillierter spezifiziert werden: Wenn es während der aktuellen Episode der Anorexia nervosa zu keinen regelmäßigen „Fressanfällen“ oder es zu keinem „Purging“-Verhalten kommt (das heißt selbst verursachtes Erbrechen oder Missbrauch von Laxantien, Diuretika oder Klistieren), spricht man vom sogenannten „Restriktiven Typus“. Sind „Fressanfälle“ und „Purging‘“-Verhalten beobachtbar, wird das als „Binge-Eating/Purging“-Typus bezeichnet.

## Bulimia nervosa – der gefährliche „Ochsenhunger"

Seit Ende der 70er Jahre wird die Essstörung „Bulimia nervosa“ als eigenständiges Krankheitsbild beschrieben. Das Wort „Bulimie“ leitet sich aus den griechischen Wörtern „bous“ (Ochse, Stier) und „limos“ (Hunger) ab und bedeutet wörtlich „Ochsenhunger“. Mit dieser Bezeichnung wird auf das zentrales Merkmal der Bulimie Bezug genommen – das wiederholte Auftreten von Heißhungeranfällen (eng. binge eating). Bei einem Fressanfall nimmt die Betroffene in kurzer Zeit große Mengen an Nahrungsmitteln zu sich. Anschließend werden Maßnahmen ergriffen, um einer Gewichtszunahme entgegenzuwirken. Diese Art der Essstörung führt nicht notwendigerweise dazu, dass die Betroffenen untergewichtig sind. Sie kann auch bei normalem Körpergewicht und Übergewicht auftreten.

Bulimia nervosa, DSM IV (1994)[37] wird in folgenden Fällen diagnostiziert: Es kommt zu wiederholten Episoden von Heißhungerattacken und dem Gefühl, das Essverhalten während der Fressanfälle nicht unter Kontrolle halten zu können. Um einer Gewichtszunahme entgegen zu steuern, werden regelmäßig Maßnahmen, wie selbstinduziertes Erbrechen, Gebrauch von Laxantien (Abführmittel) und Diuretika (Entwässerungsmittel), strenge Diäten, Fastenkuren oder übermäßige körperliche Betätigung, ergriffen.

Das Krankheitsbild ist erfüllt, wenn es durchschnittlich zu mindestens zwei Essattacken pro Woche über einen Zeitraum von mindestens drei Monaten kommt und die Patientin sich andauernd und übertrieben mit Figur und Gewicht beschäftigt.

Auch hier unterscheidet man verschiedene Krankheitstypen: Vom „Purging"-Typus spricht man, wenn die Person während der aktuellen Krankheitsphase regelmäßig erbricht oder Laxantien, Diuretika oder Klistiere missbräuchlich verwendet. Der „Nicht-Purging"-Typus liegt vor, wenn die Betroffene auf andere unangemessene, einer Gewichtszunahme gegensteuernde Maßnahmen – wie Fasten oder übermäßige körperliche Betätigung – setzt, ohne auf die Methoden des „Purging"-Typus zurückzugreift.

## Binge Eating Disorder – ausufernder Heißhunger

In den letzten Jahren ist eine neue Form der Essstörung – die „Binge Eating Disorder" – auf dem Vormarsch. Diese wird vor allem bei übergewichtigen Personen beobachtet. Bereits 1959 beschrieben[38], fand sie jedoch erst in den letzten Jahren größere Beachtung. Diese Essstörung hat große Ähnlichkeit mit der Bulimia nervosa: Ihr Hauptmerkmal sind ebenfalls wiederkehrende Heißhungerattacken (eng. binge eating) mit Kontrollverlust – bei den Betroffenen fehlt jedoch das für die Bulimie charakteristische Kompensationsverhalten, wie selbstinduziertes Erbrechen oder der Missbrauch von Abführ- und Entwässerungsmitteln. Dieses Verhalten führt in den allermeisten Fällen zu einem rapiden Gewichtsanstieg. Gleichzeitig sind mit den Fressanfällen quälende Gefühle der Verzweiflung verbunden.

Nach den Diagnosekriterien der Binge Eating Disorder, DSM IV (1994)[37] ist folgendes Verhalten charakteristisch: Es treten regelmäßige Essanfälle auf, die durch folgende zwei Merkmale gekennzeichnet sind: In einem abgrenzbaren Zeitraum wird eine Nahrungsmenge gegessen, die deutlich größer ist als die Menge, die die meisten Menschen im selben Zeitraum und unter den gleichen Umständen essen würden. Während des Essanfalls erlebt die/der Betroffene einen „Verlust der Kontrolle“ über das eigene Handeln.

Essanfälle sind durch folgende Merkmale gekennzeichnet:

- Es wird wesentlich schneller gegessen als normal.
- Es wird solange gegessen bis man sich unangenehm voll fühlt.
- Es werden große Mengen gegessen, obwohl man sich nicht körperlich hungrig fühlt.
- Es wird allein gegessen, weil es einem peinlich ist, wie viel man isst.

Die Betroffenen fühlen sich nach dem Überessen von sich selbst angeekelt, depressiv oder schuldig und es besteht hinsichtlich der Essanfälle merkliche Verzweiflung. Derartige Essanfälle treten im Durchschnitt mindestens zwei Tage pro Woche über einen Zeitraum von sechs Monaten auf und sind nicht mit der regelmäßigen Anwendung von unangemessenem Kompensationsverhalten verbunden und treten nicht im Verlauf einer Anorexia nervosa oder Bulimia nervosa auf.

Häufig findet man bei Essstörung auch folgende Symptomerweiterungen und Komorbiditäten: Alkohol-, Substanz- und Nikotinmissbrauch, Selbstverletzungen, Suizidversuche, Verwahrlosung, Tagträume, Depression, Panikattacken, Zwangsgedanken und -handlungen.

### Körperdysmorphe Störungen – Wenn kleine Makel ein Problem werden …

Frauen, die an einer körperdysmorphen Störung leiden, wenden sich besonders oft an Schönheits- und Plastische ChirurgInnen, HautärztInnen und GynäkologInnen. Grund dafür ist eine starke Beschäftigung mit einem nicht oder nur leicht vorhandenen „Makel" oder „Defekt" im körperlichen Aussehen. Dieser subjektiv empfundene Mangel, führt im Alltagsleben zu Beeinträchtigungen, wie zum Beispiel sozialer Rückzug und Phobien. Bei den betroffenen Körperregionen handelt es sich oftmals um das Gesicht oder den Kopf (z. B. asymmetrische Gesichtsmerkmale, Hautunreinheiten, Falten, dünnes Haar oder ein zu großer Kopf). Grundsätzlich kann aber jede Körperregion im Blickpunkt stehen. Manche Betroffene entwickeln eine sogenannte Muskeldysmorphophobie, bei der die Betroffenen darunter leiden, nicht muskulär genug oder zu klein zu sein.

Sehr häufig ist diese Störung mit Depressionen und suizidalen Tendenzen verbunden.

## Was schützt? Was schadet? Und was heilt?

Unzufriedenheit, konzentriert auf den eigenen Körper, ist generell und in jedem Lebensalter ein Risikofaktor, der als Grundstein für ein gestörtes Körperbild mit seinen vielfachen Auswirkungen bis hin zu gestörtem Essverhalten und Essstörungen wirken kann. Allerdings bedarf es dazu eines komplexen Zusammenwirkens vieler Umstände.

Die Ursachen für Essstörungen sind immer multifaktoriell und niemals eindimensional. Neben familiären, persönlichen und biologischen Ursachen sind der gesellschaftliche Schlankheits- und Jugendkult und die dadurch ausgelöste Unzufriedenheit mit dem eigenen Körper der Nährboden für Essstörungen. Diese Unzufriedenheit tritt vor allem in westlichen Industrieländern häufig auf. Häufige und wiederholte Diäten sind als Hochrisikofaktor für die Entstehung von Essstörungen zu sehen.

Petra Kolip[39] und Monika Gerlinghoff[40] haben sich mit Risiko- und Schutzfaktoren beschäftigt. Ihre Studien zeigen für Mädchen und Frauen folgende Risikofaktoren, denen jeweils verschiedene Schutzfaktoren gegenüberstehen:

- Mangelndes Selbstwertgefühl
- Umbruchsituationen (z. B. Pubertät, Trennungen)
- Ständige Unterdrückung aggressiver Impulse
- Definition der Persönlichkeit ausschließlich über den Körper und das Aussehen
- Chronisches Ausweichen vor Konfliktsituationen
- Niedrige Frustrationstoleranz
- Sehr starke Leistungsorientierung

Um sich oder seine Kinder gegen diese möglichen Auslöser zu schützen, ist es wichtig, deren Selbstvertrauen zu stärken. Auch ein positives Körperbild und eine positive Körperwahrnehmung spielen hier eine große Rolle. Die Möglichkeit, Gefühle zuzulassen, sie ernst zu nehmen und an der Konflikt- und Problemlösungskompetenz zu arbeiten, können dabei helfen, dass es gar nicht erst zur Flucht in Essstörungen kommt.

Auch kommt der Vorbildwirkung der Eltern eine große Wichtigkeit zu. So ist das Verhalten von Müttern und Vätern, die ihr Essverhalten permanent zügeln und die Beschäftigung mit dem eigenen Gewicht ins familiäre Zentrum stellen, ein Risikofaktor bei der Entstehung. Wenn familiäre Mahlzeiten nicht gemeinsam eingenommen werden, sich Mutter oder Vater beim Essen eher abseits halten und kaum oder nie positive Bemerkungen über Essen, Nahrungsmittel und Genuss machen, vermittelt das dem Kind das Bild von Nahrung als etwas Gefährlichem oder Negativem und kann bei Kindern ein gestörtes Verhältnis zur Nahrungsaufnahme begünstigen.[41]

Ebenso ist eine Mutter mit einer manifesten Essstörung ein Risikofaktor für ein Kind (vor allem die Tochter), ebenfalls ein gestörtes Essverhalten zu entwickeln. Es zeigt sich wiederholt, dass Kinder von Müttern mit Essstörungen bereits im Alter von zehn Jahren zu gezügeltem Essverhalten tendieren und ein übergroßes Augenmerk auf Gewicht und Körperform legen.[42]

Weiters werden Essstörungen ganz allgemein davon begünstigt, wenn Personen (überwiegend Mädchen und Frauen) wenig Anerkennung und Aufmerksamkeit bekommen, in starren Geschlechterrollen verharren und negative Gefühle negiert werden. Auch eine Umwelt, in der es permanent zu Grenzüberschreitungen kommt, weibliches Verhalten abgewertet oder eine Scheinharmonie aufrecht erhalten wird, zählen neben vielen weiteren Faktoren zu möglichen Auslösern für Essstörungen. Hier kann jeder und jede vorsorgen, indem er/sie die Grenzen anderer respektiert, eine reife Streitkultur in der Familie pflegt und positive Vorbildrollen zur Verfügung stellt.

Hat ein Mädchen, eine Frau, ein Bursch oder Mann dennoch eine Essstörung entwickelt, so ist Psychotherapie die wirksamste Methode der Behandlung von Essstörungen. Bei jüngeren Betroffenen empfiehlt sich auch Familientherapie, bei Jugendlichen hat sich Gruppentherapie sehr bewährt. Auch psychoanalytisch orientierte Therapien kommen zur Anwendung. Die besten Ergebnisse und Heilungschancen sind dann zu erwarten, wenn unterschiedliche Therapieformen eingesetzt werden – wie z. B. Gesprächstherapie, Verhaltenstherapie, Gruppen- und Familientherapie bzw. Begleitung der Angehörigen sowie auch Elemente der Körper-, Bewegungs-, Kunst- und Musiktherapie. Häufig muss auch der Zugang zu Kochen und Essen wieder neu gelernt und Fehlannahmen im Bezug auf Ernährung korrigiert werden. Durch gemeinsames Kochen und Essen wird dabei der natürliche Umgang mit Nahrungsmitteln und die soziale Bedeutung des Essens wieder aufgebaut. Sehr bewährt haben sich in diesem umfassenden Konzept auch Tageskliniken, die im angloamerikanischen und skandinavischen Raum längst etabliert sind, kosteneffizienter arbeiten und hervorragende Erfolge erzielen. Auf diesem Gebiet hat Österreich noch Aufholbedarf.

## Von der Einsicht zum verantwortungsvollen Handeln: Schönheitskult als politisches und gesellschaftliches Thema

Die Zunahme der Unzufriedenheit mit dem eigenen Aussehen hat zu einer Zunahme der damit verbundenen psychischen Störungen und Erkrankungen geführt und diese wiederum zu einem enormen Mehraufwand der Gesundheitskosten. Dieser finanzielle Aspekt begünstigt auf gesellschaftlicher und gesundheitspolitischer Ebene ein Umdenken, das GesundheitsexpertInnen seit vielen Jahren fordern. International legen GesundheitsexpertInnen und PädagogInnen vermehrt einen Schwerpunkt auf die Entwicklung von Präventionsmaßnahmen. Die meisten dieser Programme setzen in den Schulen an und versuchen über Stärkung des Selbstwertes und über medienkritische

Übungen einer krankhaften Entwicklung vorzubeugen. Handbücher für PädagogInnen wurden vor allem im angloamerikanischen Raum entwickelt und werden im Unterricht eingesetzt. Auch in Europa steigt das Bewusstsein, aktiv Maßnahmen zu setzen. In den letzten Jahren wurde eine Vielzahl von Initiativen im Rahmen von Verhaltensprävention entwickelt.

Dass globale gesellschaftliche Rollenmodelle prägende Faktoren für Essstörungen sind, ist wissenschaftlich belegt. Aus diesem Grund muss zusätzlich zur Verhaltensprävention Vorsorge auf gesellschaftlicher Basis ansetzen (Verhältnisprävention). Ansätze dazu gibt es neben den USA, Kanada und Australien auch in Europa. Initiativen gegen den Schlankheitswahn finden sich in Italien, Spanien, Großbritannien, Deutschland, Frankreich und Österreich.

Als erste europäische Stadt startete Wien 1998 im Rahmen des „Wiener Programms für Frauengesundheit“ eine umfassende Initiative zur Prävention von Essstörungen.

Anlass dafür waren Zahlen, die eine dramatische Entwicklung dokumentieren: Bezogen auf die österreichische Gesamtbevölkerung leiden von allen 15- bis 20-jährigen mindestens 2 500 an Magersucht und über 5 000 an einer subklinischen Essstörung – also einer leichteren Verlaufsform. Unter 20- bis 30-jährigen Frauen findet man mindestens 6 500 Frauen mit Bulimie. Insgesamt geht man von über 200.000 Österreicherinnen aus, die zumindest einmal in ihrem Leben an einer Essstörung erkranken. Allein in Wien haben derzeit mehr als 2 000 Mädchen und rund 100 Burschen ein akutes Risiko an Magersucht oder Bulimie zu erkranken. Rund 90 Prozent der von Essstörung Betroffenen sind Mädchen und junge Frauen.[43]

Die Präventionsmaßnahmen der Stadt Wien, die vom Wiener Programm für Frauengesundheit geplant und umgesetzt werden, sind unter der „Wiener Initiative gegen Essstörungen" zusammengefasst und umfassen verschiedene Angebote. Zum Beispiel die Möglichkeit einer kostenlosen Beratung bei der „Hotline für Essstörungen": Seit 1998 gibt es für Betroffene und Angehörige diese (auf Wunsch) anonyme Beratung über die Telefonnummer 0800 2011 20 (e-Mail: hilfe@essstoerungshotline.at) sowie über die Website www.essstoerungshotline.at. Mehr als 18 000 Menschen – 90 Prozent davon Frauen – holten sich Hilfe und Unterstützung beim Team der Hotline. Der Wunsch nach Aussprache, die Suche nach Psychotherapieplätzen und die Hilfe in einer aktuellen Krise sowie der Umgang mit Betroffenen stehen dabei an oberster Stelle der Themen.

Durch die Zusammenarbeit mit dem Wiener Stadtschulrat konnte ein umfassendes Netzwerk mit Schulen aufgebaut werden, über das seit 1999 mehr als 20 000 SchülerInnen mit präventiven, kostenlosen Maßnahmen zu Essstörungen erreicht und informiert werden konnten. Darüber hinaus werden kostenlose Workshops für Lehrkräfte und SchulärztInnen direkt an den Schulen angeboten sowie Elternabende abgehalten.

Mit der „Initiative S-O-Ess: gemeinsam gegen unerreichbare Schlankheitsideale" setzt man regelmäßig ein Zeichen und gibt dem Thema Essstörungen Raum in der Öffentlichkeit. VertreterInnen aus Mode, Werbung, Medien, Wirtschaft, Industrie und Politik im Verbund mit GesundheitsexpertInnen fanden sich zusammen, um dem ungesunden gesellschaftlichen Schlankheitskult, der als Risikofaktor für Essstörungen gilt, den Nährboden zu entziehen.

Der S-O-Ess-Slogan lautet „No BODY is perfect" und verweist auf den bei Menschen mit Essstörungen anzutreffenden hohen Perfektionsanspruch an sich und ihren

Körper. Mit dem Motto soll die Abkehr vom diesem Körper-Perfektionismus und dem damit verbundenen übertriebenen Schlankheits- und Körperkult eingeläutet werden. Als Symbol dient der Initiative ein zerrissenes Maßband in Form einer Schleife. In Anbetracht der großen Zahl der von Essstörungen Betroffenen ist es an das bekannte „Red Ribbon" angelehnt. Die „No BODY is perfect"-Schleife steht für Selbstbewusstsein und den Gedanken „Ich darf so bleiben, wie ich bin", ist auch als Anstecker erhältlich und kann unter www.s-o-ess.at bestellt werden.

Seit 1999 wurden fünf wissenschaftliche Kongresse zu den Themen Essstörungen und Körperbild vom Wiener Programm für Frauengesundheit organisiert, die immer neben inländischen ExpertInnen auch neue Erkenntnisse durch internationale Vortragende vermittelte.

In regelmäßigen Abständen findet die vom Wiener Programm für Frauengesundheit organisierte und einberufene „Plattform gegen Essstörungen" statt, in der sich alle Essstörungs-ExpertInnen Wiens zum Austausch und zur Vernetzung treffen.

Informationsfolder, Plakate, Sticker, ein Institutionenführer mit einem Überblick über sämtliche essstörungsspezifischen Beratungsstellen in Wien und die DVD „Essstörungen: Ich liebe mich, ich hasse mich", auf der Betroffene und Angehörige über ihr Leben mit der Essstörung und über den Weg aus der Krise berichten, können kostenlos unter der Telefonnummer 0800 20 11 20 angefordert werden.

## Was wir brauchen ...

Da wir in einer globalisierten und vernetzten Medienwelt leben, müssen Antworten auf deren „toxische" Folgen auch global und vernetzt gegeben werden. Wünschenswert ist daher eine Initiative auf EU-Ebene, die im Rahmen eines gemeinsamen Vorgehens Richtlinien für Wirtschaftskonzerne erarbeitet, um der rapiden Zunahme einer einseitigen und krankmachenden Darstellung von Mädchen und Frauen entgegenzuwirken.

Ein weiterer wichtiger Aspekt ist die Notwendigkeit einer Beobachtung der Gesundheitskosten für die Behandlung von psychischen Erkrankungen – wie Essstörungen, körperdysmorphen Störungen etc. – aber auch von Nebenwirkungen von Schönheitsoperationen. Es ist ein massiver Anstieg in den nächsten Jahren zu erwarten.

Neben dieser globalisierten Präventionsstrategie auf der Ebene der Wirtschaftskonzerne sind weitere Vorsorgeinitiativen bereits im Kindergarten und in der Volksschule erforderlich.

Doch all diese Maßnahmen müssen begleitet sein von einem gesellschaftlichen Wandel. Konrad Paul Liessmann[44] formulierte anlässlich des Kongresses „Der gemachte Körper – Körperbilder zwischen Schlankheitswahn, Schönheitskult, Idealisierung und Natürlichkeit“ eine Utopie: „Erst eine Gesellschaft, die den Zusammenhang zwischen Anerkennung, Liebe und Erfolg mit der Schönheit radikal kappen könnte, setzt ihre Mitglieder nicht mehr dem Druck aus, das Selbstwertgefühl durch die Manipulation des Körpers zu steigern.“ Und er schließt mit der Kritik, dass wir „von solch einer Gesellschaft weiter entfernt sind denn je. Deshalb ist diese Frage nach der Formbarkeit des menschlichen Körpers eine der brisantesten und aktuellsten Fragen unserer Tage“.

(Die Angaben zu den hochgestellten Ziffern finden Sie in den Anmerkungen ab Seite 257.)

# Schönheit im Wandel

## Wann „begann" Schönheit?

Was ist „schön"? Die Antworten darauf sind so vielfältig, wie die Frage, was Zeit für uns bedeutet: nämlich für jede Kultur und jede Ära etwas anderes. Der Begriff ist so wandelbar wie das Leben selbst. Über alle Epochen und Kulturen gab es die verschiedensten Ausprägungen und Schönheitsideale. Wir finden Schönheit in Handwerk, Kunst, Literatur, in Dingen des täglichen Lebens und in der Natur. Kraft, Funktionalität und Schönheiten der Natur waren dabei von jeher auch Vorbilder für Menschen. Seit Anbeginn trachteten wir danach, die Kraft der Raubtiere, die Eleganz der Wildtiere sowie die Vielfalt und Buntheit der Vogelwelt zu kopieren und in unsere Welt zu transportieren. Heute noch tragen wir Kleidung, die von wilden Tieren inspiriert ist, oder kleiden uns in farbenprächtige Stoffe, die der Natur nachempfunden sind. Wir empfinden instinktiv viel als schön, was die Natur uns vorgibt. Das Geheimnisvolle der Katzen wird oft Frauen nachgesagt und findet seinen Widerhall in katzenartig geschminkten Augen, die Stärke der Bären ordnet man kraftvoll auftretenden Männern zu und die Unschuld bezaubernder Tierkinder findet man als Kindchenschema auch in der Menschenwelt wieder. Die verschiedensten Stärken vergleichen wir mit Bildern aus der Tierwelt und schreiben ihr Schönheit zu. Doch Schönheit, wie wir sie verstehen, und wie sie sich durch die Jahrhunderte entwickelte und kultivierte, ist keine absolute Größe und nicht unveränderlich. Die verschiedensten Einflüsse aus Religion, Kunst und Kultur zeigen sich in der Mode und im wandelbaren Gefühl für Schönheit und Ästhetik. Was heute schön und begehrenswert erscheint, betrachten wir am nächsten Tag mit Abscheu oder zumindest Verständnislosigkeit. Doch während das Schönheitsempfinden und der Anspruch an künstliche Dinge und Errungenschaften einem stetigen Wandel unterworfen ist, bleibt die Schönheit der Natur immer die Gleiche. Das stolze Rad des Pfaus, der atemberaubende Sonnenuntergang und die Pracht einer Blumenwiese erstaunen und entzücken die Menschheit von jeher und tun es heute noch. Sie fanden und finden nach wie vor Eingang in die darstellende Kunst und Dichtung – nur die Art der Darstellung hat sich über die Jahre immer wieder verändert und die verschiedensten Wege genommen. Die Natur hat es nicht nötig, sich selbst zu verbessern und wieder neu zu erfinden, doch das ewige Streben des Menschen nach Vollkommenheit und nach Veränderung führt dazu, dass wir uns immer neu erschaffen und neu interpretieren. Obwohl die Basis dieselbe bleibt und sich nur geringfügig ändert, erfinden wir stets neue Hüllen, Erscheinungsweisen und Modestücke und wenn uns nichts Neues einfällt, so entdecken wir zumindest Altes wieder und geben ihm einen neuen Sinn oder bauen Teile fremder Kulturen in die unsere ein. Immer auf der Suche nach Mehr, nach Neuem, noch Schönerem oder Ausgefallenerem. Der Fantasie sind dabei kaum Grenzen gesetzt, was bisweilen zu recht unglaublichen, teils bizarren Einfällen führt.

Im Gegensatz zur Welt der Fauna und Flora, die ihre Erscheinungsweisen nur durch Jahrhunderte der erprobten sinnvollen und arterhaltenden Evolution verändern, haben Menschen die Möglichkeit ihr Erscheinungsbild selbst zu gestalten. Zwar sind auch ihnen die Möglichkeiten, den Körper an sich zu verändern begrenzt und entwickelt sich auch dies nur anhand der Gegebenheiten und evolutionären Notwendigkeiten. Ob die Taillen und Kurven schlanker oder üppiger ausfallen, die Schultern breiter oder schmäler oder die Gesichtskonturen härter oder rundlicher, ist körperlich nur begrenzt beeinflussbar. Doch die Unterstreichung von Vorzügen, die Betonung verschiedenster Reize oder auch die Unterdrückung von Merkmalen der Besonderheiten des Weiblichen oder Männlichen sind mittels textiler und kosmetischer Mittel sehr wohl formbar und unterliegen den jeweiligen gesellschaftlichen Vorgaben. Wenn wir also „Schönheit" im Zusammenhang mit dem Menschen beurteilen, betrachten wir immer auch die Gesellschaft und ihr Funktionieren an sich, werfen einen Blick auf den Kontext der Lebensbedingungen und setzen uns mit einem bestimmten Lebensgefühl auseinander. Eng verknüpft mit dem Begriff der Schönheit ist daher auch die Mode, sind verschiedenste Accessoires als Stilmittel, Zeichen von Herkunft, Prestige und Modebewusstsein. Schmuck, Taschen, Kosmetik, Kleidung: Mit all diesen Utensilien, war es – und ist es auch heute noch – möglich sich selbst auszudrücken und darzustellen, sich hervorzuheben und die eigene Persönlichkeit herauszuarbeiten.

Wann aber entstand dieses Bewusstsein für die eigene Persönlichkeit und damit für die Schönheit? Wann haben Menschen entdeckt, dass sie schön sind, dass sie ihre Vorzüge betonen oder ihre körperlichen Nachteile kaschieren konnten und, dass Attraktivität eine Rolle für das Leben spielt?

Schon in der Steinzeit beweisen behelfsmäßige Spiegel und andere schmückende Grabbeigaben, dass seit Anbeginn das Bedürfnis bestand, das eigene Aussehen und dessen Vorzüge zu unterstreichen. Bevor die Menschen mit Metall arbeiteten, stellten sie bereits primitive Schmuckstücke aus Muscheln, Beeren oder Samen her, die sie zu Ketten und Bändern zusammenfügten.

Auch Körperpflege und Kosmetik nehmen von jeher

einen wichtigen Rang im Leben der Menschen ein. Ursprünglich standen dabei vor allem rituelle Aspekte im Vordergrund zu denen später schützende oder pflegende traten. Sonnenschutz war schon im alten Ägypten bekannt, der Schutz vor Insekten, Sandreizungen und tägliche Waschungen ein Muss. Schönheit nahm bereits in dieser Zeit einen hohen Stellenwert ein. Der ägyptische Gott Ptah wurde als Schöpfer- und Schönheitsgott verehrt und Schönheit und Sauberkeit waren sogar gesetzlich vorgeschrieben, um den größtmöglichen Grad an Reinheit zu erreichen. Neben der täglichen selbstverständlichen Hygiene hatte auch das Make-up eine große Bedeutung, das sowohl Frauen als auch Männer trugen. Eine Unzahl an Pinselchen und Hilfsutensilien kamen dabei zum Einsatz. Man verzierte Handinnenflächen und Nägel mit rotem Henna und bestäubte die Brustwarzen mit Goldpuder. Der Fantasie waren fast keine Grenzen gesetzt.

Der Mythos rund um Kleopatra besagt, dass sie ihrer Schönheit einen großen Teil ihrer Zeit widmete. Nicht nur die heute noch beworbene Stuten- und Eselsmilch soll Hilfsmittel ihres Aussehens gewesen sein, auch mit Lippenstift, Lidschatten und Kajal half sie nach. Sie gilt heute noch als Vorbild für ausdrucksvoll bemalte Augen. Körperpflege und Kosmetik – und damit das Bewusstsein um das eigene äußere Erscheinungsbild – prägten das alte Ägypten und bildeten auch die Grundlage für medizinische Entwicklungen. Die Kosmetikindustrie „boomte" also von jeher! Und es war in der Tat eine Industrie: Man verwendete Fette von Schafen und Rindern, Talge, Öle und Bienenwachs und ergänzte dies mit Mineralien und Pigmenten auf Metallbasis. Auch Pinzetten und scharfe Klingen dienten schon damals zum Entfernen für „das Beste im Mann" – und auch bei der Frau. Henna wurde als Mittel der Körperverzierung verwendet und Körperöle wie Myhrre, Rosenextrakt, Zimt und Iris verwöhnten die Geruchsnerven – nicht so viel anders als heute oder? Nicht umsonst ist die Hieroglyphe für „Schönheit" dieses besonders umrahmte „schöne Auge der Ägypter". Diese Ausdrucksformen haben die Jahrhunderte überdauert und finden heute noch Anwendung bei jeder großen Modeschau und in den verschiedensten Kosmetikempfehlungen.

Ob nun Kleopatra wirklich *das* Schönheitsideal war, oder, wie das Britische Museum richtig stellte, eher eine – nach heutigen Standards – dickliche unansehnliche Frau – der Mythos ihrer Schönheit bleibt ungebrochen. Angeblich waren es vor allem ihre Persönlichkeit, ihr Charme und ihre wohltönende Stimme, die ihre große Anziehungskraft ausmachten.

Diese Persönlichkeitsmerkmale sind überhaupt wesentliche und von der Erscheinung untrennbare Elemente des Gesamtbilds von Schönheit. Vor allem im alten Griechenland wurde „Schönheit" immer im Gesamtkontext gesehen. „Schönheit ist das, was passt" sagte bereits Platon. Die Harmonie von Schönheit und Proportionen wurde nie losgelöst betrachtet sondern verknüpft mit anderen Werten. Man strebte nach Ausgewogenheit und Glückseligkeit. In der griechischen Mythologie gilt „Die schöne Helena" als die schönste Frau ihrer Zeit. Die höheren Gesellschaftsschichten setzten Spezialsklaven für die kosmetisch aufwändigen Arbeiten ein. Dies waren wohl die Vorläufer des Berufsbildes der heutigen Kosmetikerinnen.

## Schönheit hat viele Gesichter

Nahezu grenzenlos scheinen die verschiedenen Vorstellungen und Ausprägungen von Schönheitsidealen. Dennoch gibt es bei allen Verschiedenheiten und kulturellen

Unterschieden auch Gemeinsamkeiten, die sich durch alle Epochen und Kulturen ziehen. Schönheitsideale sollen die vorhandene Attraktivität steigern und Schwerpunkte auf bestimmte Merkmale legen, sie spiegeln die sozial herrschenden Machtverhältnisse wieder und bieten die Möglichkeit, sich gegen andere abzugrenzen und das eigene Prestige zu steigern. Vorgegeben wurden diese Ideale zumeist von gesellschaftlichen Eliten, wie dem Adel, stark vertreten auch die Ansichten der Kirche und zunehmend natürlich die Medien.

Bei allen Verschiedenheiten der unterschiedlichen Vorstellungen, zeigt sich – belegt durch wissenschaftliche Forschung – allerdings auch: Die Schönheitsikonen aller Zeiten unterliegen immer gleichen Gemeinsamkeiten. Sie strahlen mit makelloser Haut, einer gewissen Symmetrie der Gesichtsform und vollen Lippen.

Was wir als „schön" empfinden ist jedoch maßgeblich geprägt von unserer Kultur und dem Zeitgeist, der mitunter erstaunliche Blüten treibt.

## Die Steinzeit – der Körper als Kapital

Die berühmte Venus von Willendorf dient oft als Beispiel dafür, dass Fettleibigkeit ein Schönheitsideal der frühen Geschichte gewesen sei. Es dürfte sich hier allerdings eher um ein Fruchtbarkeitsidol gehandelt haben, denn bei den kargen Lebensbedingungen hatte eine Steinzeitfrau kaum Chancen derart üppige Formen anzunehmen. Dennoch: Für die Menschen der Frühgeschichte ging es einzig darum, zu überleben und sich fortzupflanzen. Deshalb liegt es nahe, dass in dieser Zeit vor allem jene Attribute wichtig waren, die ein langes Leben und ein möglichst komplikationsfreies Empfangen, Gebären und Aufziehen von Kindern versprachen. Körperfett gegen Kälte und

Hungerzeiten, große Brüste und breite Hüften waren deshalb Vorzüge, die eine Frau attraktiv machten, während bei Männern der kräftige Körperbau, der tauglich für die Jagd war, notwendige Überlebensstrategie war. Der Körper war das einzige Kapital der Steinzeitmenschen und aus dieser Zeit, in der der Mensch jahrtausendelang auf das reine Überleben programmiert war, beruhen auch heute noch viele unserer unbewussten Vorlieben, Instinkte und Abläufe.

## Das schöne Maß der griechischen Klassik

Ausgewogene Schönheit, Ästhetik und wohlproportionierte Körper sind die Grundlagen der klassischen Schönheit. Die berühmte „Venus von Milo“ symbolisiert das Ideal weiblicher Schönheit. Die Harmonie der Formen sind der Inbegriff dessen, was zu dieser Zeit als „schön“ empfunden wurde. Die Idealvorstellung des männlichen Körpers war die des vollkommenen Athleten, auch die Frauenkörper idealisierten das Mittelmaß: Nicht zu dünn und nicht zu dick, keine Anzeichen von Verweichlichung, aber dennoch „typisch“ weibliche Kurven. Um dieser idealtypischen Vorstellung zu entsprechen, unterwarfen sich die Griechen – wie schon die Ägypter – strengen Ritualen. Neben der Körperhygiene und -pflege mit Ölen und Düften stand auch die – damals wohl schmerzhafte – Enthaarung auf dem permanenten Schönheitsprogramm. Sie verwendeten dazu eine Mischung einer Paste, die auch Kalk enthielt. Nicht ganz so angenehm, wie unsere heutigen Enthaarungscremen. Im Mittelpunkt der Aufmerksamkeit stand die Symmetrie, und um die Proportionen diesem Idealbild anzupassen, pflegten die Griechen ausgefeilte gymnastische Übungen.

Diese klassische Schönheit findet sich in allen Bereichen des Lebens wieder. Das Streben nach Einklang von Körperlichem und Geistigem zeigt sich in der Kunst, der Dichtung, in Bauwerken, überall stellt sich wahre Schönheit als ausgewogene harmonische Form dar, die gleichzeitig Ausdruck eines Lebensgefühls ist.

Bei Frauen galt ein blasser Teint als „schön", der mithilfe verschiedenster Mittel gebleicht wurde. Inhaltsstoffe dieser Vorläufer moderner kosmetischer Behandlungen waren Öl, Eiweiß und Wachs, die zu einer Art Makeup zusammengerührt wurden. Diese Masken enthielten jedoch auch Blei und führten zu zahlreichen sehr unangenehmen Nebenwirkungen, wie Koliken und Schwindel. Sogar Blindheit und Lähmung konnten Folgen dieses gefährlichen Schönheitswahns sein, die aber bis ins 18. Jahrhundert die Frauen nicht davon abhielten, sich solcherart zu „verschönern". „Schönheit muss leiden" – dieser Spruch hatte wohl damals schon seine Gültigkeit.

## Das Mittelalter und der Zauber der Schönheit

Der Zeitgeist des Mittelalters in Europa war geprägt durch den vorherrschenden christlichen Glauben. Damit einhergehend war die offene Zurschaustellung der weiblichen Reize verpönt. In der Dichtung wurde das Bild der begehrenswerten aber unerreichbaren Frau besungen, die edel, schön und rein war. Ihre Schönheit sollte in keuscher schmuckloser Einfachheit zutagetreten. Die durchschnittliche Frau des Mittelalters stand unter der Muntgewalt des Vaters und später unter der ihres Ehemannes, ihr Leben war durch männliche Vorherrschaft dominiert. Vorangetrieben durch die Ansichten der Kirche wurde die rein sinnliche Schönheit der Frau mit Diabolischem, für den Mann Gefährlichem gleichgesetzt. Die Reize der Frau wurden von den Vertretern der Kirche als etwas Gefährliches dargestellt, einzig und allein dazu vorhanden, den Mann zu verführen. Dem gegenüber stand die unbefleckte Schönheit der Jungfrau Maria. Es wurde das gegensätzliche Bild der Frau als „Madonna oder Hure“ gezeichnet. Schönheit begriff sich als moralische Vollkommenheit der Frau und ihrer christlichen Tugenden und war dem Heiligenbild angepasst. Dies drückte sich natürlich auch in der idealtypischen Figur, der Kleidung und dem Auftreten der Frau aus. Bevorzugte Reize waren die mädchenhafte, schlanke gerade Gestalt mit zarten Rundungen, der Betonung einer hohen Taille und kleinen festen Brüsten. Eine schöne weiße Haut mit gesunden rosa Wangen, und blonden Haaren entsprach neben einem extra gepflegten hohen runden Stirnansatz dem Idealbild der mittelalterlichen Frau. „Schönheit“ im Mittelalter war also geprägt von – zurückhaltenden auf das Häusliche beschränkte –, unauffälligen und idealisierten Vorstellungen. Aus der Sicht der weiblichen Freiheit und Gleichberechtigung für viele eine dunkle Zeit.

## Renaissance – Wiedergeburt der Antike

Die übermächtige Stellung der Kirche im Mittelalter führte dazu, dass die Menschen sich nach etwas Neuem sehnten. Dazu zwang der „Schwarze Tod“, der durch die Länder wütete, die Bevölkerung dazu, sich – abseits der kirchlichen Forderungen – auf irdische Belange und Erfordernisse zu konzentrieren. Die Menschen strebten nach neuer Freiheit im Denken, Reden und im Glauben. Im Mittelpunkt standen die Hinwendung zu Humanismus und die Wiederentdeckung antiker Werte. Und damit einher ging eine Rückbesinnung auf das Ästhetikempfinden der Antike und deren Schönheitsideale. Zunehmend kam es zu einer Trennung zwischen Kirche und Wissenschaft. Schönheit wurde nun als eine Nachahmung der Natur unter wissenschaftlichen Voraussetzungen verstanden. Mathematisch ausgerichtete Proportionen und perfekte Formen fanden Einzug in alle Lebensbereiche.

Der Mensch entdeckte sich zum ersten Mal als Individuum und wurde sich seiner schöpferischen Ader bewusst. Nach der dunklen Zeit des Mittelalters, dass – zumindest nach außen – als sinnesfeindlich empfunden wurde, wandten sich die Menschen dem Diesseits zu und widmeten sich der natürlichen Sinnlichkeit.

In der Kunst durften Körper wieder ohne Hüllen gezeigt werden und als „schön" galten bei Frauen die große Statur in Kombination mit runden starken Hüften und langen Beinen als erotische Körperteile. Dazu bildeten grazile Arme, ein kleiner Mund, die hohe Stirn, zarte weiße Hände und ein Porzellanteint Attribute vollendeter Schönheit. Die in der Antike schon als Ideal dargestellten ausgewogenen Proportionen spielten wieder eine besondere Rolle. Die Welt war im Aufbruch, rang sich zu neuer Aufgeschlossenheit und einem neuen Lebensgefühl durch.

### Barock & Rokoko – Lebefrauen im Überfluss?

Nach dem Aufbruch in der Renaissance geriet die Welt in eine Ära der politischen Krisen, der Reformation, der Kriege und war konfrontiert mit der Rückkehr der Pest. Dadurch begriffen die Menschen, dass der Mensch trotz allen Fortschritts nicht das Maß aller Dinge war und man strebte wieder nach einem guten Leben nach dem Tode. Die Zeit des Barocks war in der Folge bestimmt durch drei Kräfte, den Absolutismus, die Kirche und die Antike. Die Fürsten und die Kirchen festigten ihre Macht. Als deren äußeres Zeichen trat das „Protzige" in den Vordergrund. Es entstanden prächtige Bauten, die das Ziel hatten, die Bevölkerung von der Allmacht Gottes und damit der Kirchenvertreter und der unstürzbaren Macht der Fürsten zu überzeugen. Die Bevorzugung üppiger Formen griff auf alle Lebensbereiche über. Die Sinnlichkeit eines schönen Körpers wurde nicht mehr als diabolische Versuchung angesehen. Vom ausgewogenen Maß der Körperformen ging man über zu äußerst korpulenten mehr als wohlgenährten Figuren, die als Sinnbilder des Wohlstands und der Schönheit standen. Die Begriffe der „barocken Lebensart“ oder auch der „Rubensfigur“, die vom Maler Peter Paul Rubens oftmals dargestellt wurden, lassen auf ein ausschweifendes Leben im Überfluss schließen – natürlich nur in den höheren Gesellschaftsschichten. Die Frauen trugen wallende Kleider mit eng anliegenden Oberteilen, großen Dekolletés und ausladenden Röcken. Die Kurven wurden zur Schau gestellt, wenn auch mittels Korsett in künstliche Formen mit Wespentaillen gepresst. Daraus resultierten allerdings auch eine Reihe an gesundheitlichen Beschwerden, wie Atemnot und damit verbundene Ohnmachten, gequetschte Organe und verschobene Wirbelsäulen – auch in dieser Epoche musste die Schönheit unter Leiden errungen werden. Eine weitere Besonderheit der Barock-Damen waren die aufklebaren Schönheitsflecken, die ursprünglich Pockennarben verdecken sollten. Die Haare wurden aufgesteckt und gepudert und der Fantasie bei den hochgetürmten Frisuren waren gegen Ende der Rokoko-Zeit kaum Grenzen gesetzt, sie entwickelten sich zu richtigen Kunstwerken, während vornehme Männer sich dadurch auszeichneten, dass sie stets Perücken trugen. Angeblich hatte der Sonnenkönig Ludwig der XIV. sie eingeführt, um seine Glatze zu verbergen. Auch die Kunstwerke auf den Köpfen der Damen mussten mehrere Tage halten und wurden in dieser Zeit zwar nicht frisiert und gewaschen, dafür aber täglich eingepudert. Überhaupt hatte das Hygienebewusstsein sich sehr geändert. Im Gegensatz zu den akribisch vorgeschriebenen Waschungen in der Antike galten heiße Bäder nun als gesundheitschädlich, man fürchtete, über das Wasser Krankheiten zu übertragen. Das führte nun dazu, dass auf das Waschen überhaupt verzichtet wurde. Um die Folgen dieser mangelnden Körperhygiene zu vertuschen, wechselten die Reichen zumindest täglich ihre rüschenartige Unterwäsche und in die Kleidung wurden kleine Riechkissen gefüllt mit Lavendel und Gewürzen eingenäht. Zusätzlich hüllten sich die Damen und Herren der Gesellschaft in wahre Wolken an Parfums ein, die auf Kleider, Körper und auch Möbel gesprüht wurden, in der Hoffnung so auch die Pest abzuhalten. Auf Grund dieser „Körperhygiene“ gab es natürlich ein großes Problem mit Ungeziefer aller Art und so behalf man sich mit kleinen Flohfallen, die man direkt am Körper trug. Sie waren kunstvoll aus Elfenbein und hatten kleine Löcher durch die die Flöhe – angezogen durch eine Flüssigkeit darin – krochen. Beim Kleiderwechseln wurde die Ausbeute des Tages entsorgt.

Insgesamt scheint der Schönheitsbegriff im Barock sehr geprägt zu sein von Künstlichkeit und die natürliche Schönheit wurde verborgen unter sehr viel Mode, Accessoires und dicken Schichten an Schminke. Die objektiv wahrnehmbare Schönheit trat zurück hinter sehr viel mehr Schein als Sein.

## Romantik – das Zeitalter der Sehnsucht

In einer Zeit der Aufklärung waren die Menschen beflügelt vom Geist der Vernunft, der Freiheit und des Wissens. Man wandte sich ab vom Gedanken an die Allmacht eines Herrschers, vom Einfluss der Kirche und drängte hin zu Gleichheit und Demokratie, begleitet von vielen technischen und wissenschaftlichen Entwicklungen. Dieser Epoche folgte mit der Romantik wiederum eine Gegenbewegung zum herrschenden Rationalismus. Die Menschen hatten genug von den starren Regeln und der strengen Etikette der Aristokratie. Sie reagierten auf die rein durch die Vernunft getriebene Gesellschaftsordnung und sehnten sich wieder nach Gefühl, Fantasie, Leidenschaft, Individualität und Geheimnis. Ein harmonisches Ganzes sollte Vernunft und Gefühl vereinen. Diese Lebensauffassung spiegelte sich auch im Schönheitsideal der Romantik wieder. Die Romantiker begeisterten sich für die natürliche Schönheit. Zarte Rundungen und hilflose Zartheit waren nun bei Frauen wieder gefragt. Die Rolle der Frau wurde – auch von vielen Dichtern jener Zeit – idealisiert und konzentriert auf die Tugendhaftigkeit, Schönheit, Anmut, Religiosität und so wurde gleichzeitig die Vormachtstellung der Männer, das Patriarchat, gefestigt, während die Frau auf das Heim und den Haushalt fixiert war. Dennoch drang der Gedanke der Aufklärung von Gleichheit bereits durch und einige gesellschaftlich privilegierte Frauen versuchten dieses neue Gesellschaftsbild bereits zu leben.

Insgesamt war das 19. Jahrhundert das Bürgerliche Zeitalter in dem eine Vielzahl an neuen Errungenschaften die Gesellschaft auf neue Art prägte und dem Bürgertum eine neue Vormachtstellung brachte.

## 20. Jahrhundert – Das Turbo-Zeitalter beginnt

Das 20. Jahrhundert ist gekennzeichnet von einem rasanten Tempo. Die Welt veränderte sich in allen Bereichen. Die gesellschaftliche Zusammensetzung, Kriege, Nationalsozialismus, Wiederaufbau, technologische Entwicklungen lassen die Menschheit kaum zu Atem kommen.

Auch der Wandel der Schönheitsideale hält dieses

Tempo mit. Zuerst entledigen sich die Frauen des lästigen Korsetts. Doch es wird nach und nach ersetzt durch den Anspruch, den Körper ohne dieses Hilfsmittel in Form zu halten. Die Schlankheit wird zum Mieder der modernen Zeit – in vielen Fällen nicht minder gesundheitsschädlich als das künstliche Konstrukt aus Fischbein. Die Haare der Damen wurden langsam kürzer und das ersparte das mühevolle Aufstecken. Als „schön" galten ein zarter kleiner Kopf mit einer modischen Kurzhaarfrisur bis Kinnlänge, große geschminkte Augen, wie sie auch schon bei den Ägypterinnen Mode waren und volle Lippen.

Die unsicheren Zeiten lockerten auch den Umgang miteinander im gesellschaftlichen Leben und fast ständig änderte sich die Mode. Um am Puls der Zeit zu bleiben, musste man entweder gut betucht oder geschickt im Umgang mit Nadel und Faden sein. Einem kurzen Aufflackern einer neuen Korsett-Mode war kein Erfolg beschieden, denn die Damen gewannen Lust an der Bewegung und sportlichen Betätigungen. Der Hosenanzug – später unnachahmlich präsentiert von Marlene Dietrich – läutete ein neues Sittenbild ein. Nach dem ersten Weltkrieg gab sich die Damenmode zunehmend männlich, was auch mit der nun im Berufsleben stehenden Frau zusammenhing. Aber auch das Selbstbewusstsein und das Selbstverständnis für den Körper wuchs. Der Bubikopf beherrschte die Zwanziger Jahre, die Röcke wurden kürzer und die gesamte Silhouette der Frau knabenhafter. Und Coco Chanel schenkt der Damenwelt das mittlerweile legendäre „Kleine Schwarze".

Der Schlankheitswahn ersetzte zunehmend den früher herrschenden Korsettwahn und erstmals entstand ein richtiger Markt für allerlei Abnehmhilfen, Hungerkuren und Ratgeberbücher. Solch mühsam erkämpfte Schönheit verlangt natürlich nach einem Raum für Selbstdarstellung und im Nu setzten – einer neuen Mode aus den USA folgend – auch die ersten Schönheitswettbewerbe ein und wurden geschäftstüchtig vermarktet.

Diesem munteren Treiben und dem aufkeimendem Selbstbewusstsein der Frauen setzte vorerst allerdings die Machtergreifung der Nationalsozialisten ein Ende. Das Ideal der Frau war von nun an der häusliche Typ, mit ausgeprägter mütterlicher Oberweite und betonter Taille, die nichts anderes im Sinn hatte als Kinder für Führer und Vaterland in die Welt zu setzen. Die dazu passende Biederkeit verlangte nach entsprechend zurückhaltender züchtiger Mode, gepflegtem – möglichst blondem – Haar und ungeschminkter Natürlichkeit.

Nach den Gräueln des Zweiten Weltkrieges, der Zeit der Entbehrungen, der Verzweiflung und des Wiederaufbaus, in der viele Frauen Arbeiten und die Rolle des Mannes in der Familie und im Beruf übernommen hatten, sehnten sich die Frauen wieder nach Harmonie, ungetrübter Lebensfreude und Familienglück und es folgte eine Phase der Häuslichkeit. Mit Coca Cola, der in konservativen Häusern noch verpönten Rock 'n' Roll-Music hielt auch die „Party", als Modeerscheinung aus den USA, Einzug in das Gesellschaftsleben. Die perfekt gestylte Frau, als Aushängeschild für den beruflich erfolgreichen Mann war das Sinnbild der neuen Schönheit. Erstklassig reanimiert in dem Film „Die Stepford Frauen". Die Gesellschaft befand sich in einem neuerlichen Umbruch. Einerseits hielt man fest an althergebrachten Traditionen, andererseits hielt viel moderne Technik Einzug in den Alltag, die das Leben – vor allem auch der Frauen – entscheidend erleichterte. Auch das Fernsehen begann seinen bis heute ungebrochenen Siegeszug in die Wohnzimmer und führte dazu, dass nun jedem direkt zu Hause vorgeführt werden konnte, wie eine ideale Frau zu leben hatte.

Die Wirtschaft boomte und neue Warenhäuser eröffneten ihre segensreichen Pforten. Eine Revolution hinter den Ladentischen! Die Konfektionskleider ermöglichte es nun allen Bevölkerungsgruppen sich modern einzukleiden – wenn auch in unterschiedlichen Preissegmenten, das ist bis heute so. Was dem einen Haute Couture, ist dem anderen H&M.

Das Schönheitsideal in der Mitte des 20. Jahrhunderts war geprägt von kräftigem Makeup, rot lackierten Fingernägeln, kurvenreichen Filmstars samt der unvermeidlichen Zigarette und der ebenso unvermeidlichen Perlenkette als exklusivem Accessoire. Das ultimative Sexsymbol war Marilyn Monroe, mit heute in der Welt der Topmodels unglaublicher Konfektionsgröße 42! Immer noch State of the Art ist allerdings eine andere ihrer Verlassenschaften, wenn auch in anderem Stil – der künstliche Blondschopf. In dieser Zeit begannen auch die ersten Schönheitsoperationen, auch Monroe war angeblich eines der Versuchskaninchen für den aufkeimenden Operationswahn.

Mit dem Siegeszug des Rock 'n' Roll in den Sechziger Jahren erfolgte eine weitere Revolution. Die Jeans war *das* Modestatement der Jugend und Ende der Sechziger Jahre hielt der Minirock Einzug in die Modewelt, deren neues Idol ein völlig neuer Frauentyp war: Twiggy – das erste Supermodel und neue Idol der Mädchen. Eine Kindfrau und mit 41 Kilo auf 1,67 Meter Körpergröße die teuerste Bohnenstange der Welt. Mit ihr und ihren Fans trat auch ein bis heute existierendes Problem auf – die Magersucht. Das Vorbild der Teenager blieb der Modewelt jedoch nicht lange treu und zog sich schon bald wieder ins Privatleben zurück.

Angefangen mit dem Flowerpower-Leben der Hippies – ebenfalls eine Mode der USA, die nach Europa überschwappte – hielt eine bunte Mode Einzug in den Alltag, die in den Siebziger Jahren einen Höhepunkt dessen erreichte, was viele heute nur noch verschämt als Geschmacksverirrungen bezeichnen und diverse Utensilien als Erinnerung an eine wilde Zeit auf dem Dachboden aufheben. Begleitet war die Modeentwicklung der Sechziger allerdings von Gedanken der Aufklärung, der Emanzipation, der „Weltverbesserung“ und des allgemeinen Protests. Das lange Haar, das Männer wie Frauen trugen, war Ausdruck einer Lebenseinstellung und kennzeichnete die Zugehörigkeit zu einer Überzeugung, einem Lebensstil.

In den Siebziger Jahren entwickelten sich dann jedoch bereits Gegenbewegungen zu den Blumenkindern. Punks protestierten gegen eine für sie verlogene nur scheinbar friedfertige Welt und verliehen dieser Überzeugung Ausdruck mit extremen Outfits, die von anderen als „hässlich“ empfunden wurden. Dieser bewusst gepflegte Gegensatz zu als „schön“ empfundenem Auftreten war Zeichen des Protests und einer bewussten Abwendung von den gängigen Idealen der Gesellschaft.

Diese verschiedenen Strömungen gipfelten schließlich in einer konsumdominierten Welt der Achtziger Jahre. Gordon Gekko, der von Michael Douglas genial dargestellte Börsenheld, wurde das Idol einer ganzen Generation. Mode und Markenbewusstsein wurden wichtig wie nie. Die Frauen erschienen in dezenter aber teurer Eleganz und das Körperbewusstsein erreichte mit den Aerobic-Stunden von Jane Fonda einen neuen Höhepunkt. Fit sein war „in“. Die neuen Amazonen der Achtziger Jahre waren die Vorbilder. Flache Bäuche, knackige Hinterteile, durchtrainierte Beine, Löwenmähnen und dekorative Kosmetik und Styling waren die Vorgaben der Zeit.

In den Neunziger Jahren schließlich brach die Zeit der „Supermodels“ an, die den jungen Frauen bis heute besondere Vorgaben liefern. Die Frauen gelten als Stars und die jungen Mädchen eifern ihnen nach. Die Medien geben das Bild der überschlanken langbeinigen Superfrau vor. Jugendlichkeit, ein durchtrainierter Körper sind die Schönheitsideale der Neunziger.

### Und jetzt? – Das 21. Jahrhundert

Im 21. Jahrhundert lebt das Schönheitsideal des ausklingenden 20. Jahrhunderts nach. Supermodel-Aussehen ist nach wie vor en vogue. Neue eigene Fernseh-Shows propagieren das „Top-Model" als Ideal der Zeit. Magersucht ist in der Modeszene zu einem nachhaltigen Problem geworden. Die technischen Möglichkeiten am Computer geben Frauenfiguren vor, die es in der Wirklichkeit gar nicht gibt. Durch Animationen werden faltenfreie Gesichter, überlange Beine und Körper ohne den Hauch einer Cellulite erfunden und als Realität vorgegeben. Absolute Schönheit, in der Altern keinen Platz hat.

Dennoch gibt es heute die ersten Bestrebungen, diesem Jugendwahn Einhalt zu gebieten. Es mehren sich Stimmen, die das magersüchtige Aussehen vieler Models ablehnen, Werbungen, die mit „echten" Körpern auftreten und prominente Frauen, die zu ihren Falten stehen und mit ihrer natürlichen Schönheit punkten.

Es ist eine Zeit, in der alles nebeneinander existiert: Magersüchtige Teenager, die verzweifelt unerreichbaren Idolen nacheifern, Gesundheitskulte, die es in irgendeine Richtung übertreiben, „Schönoperierte", „Normalität", übergewichtige Kinder und Erwachsene – dies alles steht in unvereinbarer Vielfalt nebeneinander. Welche Richtung sich durchsetzt, welche Trends verstärkt werden, wird die Zukunft weisen ...

## Schönheit liegt im Auge des Betrachters

### Ein Blick in die Welt

Schönheit ist individuell, auch wenn es objektive Kriterien und Regeln für die „nackte Schönheit“ gibt, an denen sich alle orientieren, finden verschiedene Kulturen und Zeiten höchst unterschiedliche Ansatzpunkte für die Definition von Schönheit. Denn Schönheitsideale und Modeerscheinungen sind Dinge, die untrennbar miteinander verbunden sind. Seit wir Kleidung tragen, ist unser Körper ja immer – einmal mehr, einmal weniger – verpackt. Das Empfinden von Schönheit ist also eine Mischung zwischen dem von Natur aus in uns angelegten Focus bestimmter Merkmale des Körpers und erlernter Kriterien. Die Mode hat vielerlei Aufgaben, unter anderem versuchen wir über sie unsere soziale Stellung, aber auch unsere Einzigartigkeit festzulegen. Diese Mischung treibt manchmal seltsame Blüten, die andere Kulturen gar nicht nachvollziehen können, wenngleich sich mitunter eigenartigste und fremd anmutende Erscheinungsformen zeigen, die als „schön“ definiert werden.

In Mauretanien gilt zum Beispiel eine gewisse Körperfülle von Frauen als besonders attraktiv. Je attraktiver die Frau, desto leichter ist sie auch zu verheiraten, da ihre üppigen Maße Wohlstand und ein angenehmes Leben versprechen. Diese Ansicht stammt noch aus einer Zeit, in der Mauretanier Nomaden waren und je höher die soziale Stellung der Frau war, umso weniger bewegte sie sich. Um dies zu erreichen, berichteten britische Zeitschriften vor einiger Zeit, dass siebenjährige Mädchen geradezu gemästet wurden. Sie mussten bis zu vier Liter Milch am Abend trinken! Den Mädchen wurden sogar Fingerschrauben angesetzt, um sie vom natürlich einsetzenden Brechreiz abzulenken. Eine geradezu barbarische Methode um ein Schönheitsideal zu erreichen. Selbstverständlich waren hier auch sportliche Aktivitäten verboten und die gesundheitlichen Folgen, wie krankhafte Fettleibigkeit, Herzinfarkte und Diabetes führten dazu, dass diese Mauretanierinnen kaum älter als fünfzig Jahre alt wurden.

Während es in unseren Breitengraden, allen Gefahren der Sonnenbestrahlung zum Trotz, immer noch als schick gilt braun zu sein, – und auch dieser Kult seltsame Auswüchse pflegt – boomen in ganz Asien Whitening-Produkte, die die Haut schön hell halten. Die „vornehme Blässe" stammt noch aus der Zeit der alten Hofkultur, in der weiße Haut als Zeichen der Adeligen galt. Auch ein Ideal des alten China waren die besonders kleinen Füße. Lotusfüße oder Lilienfüße bezeichnete man die wahrhaft mit grausamen Methoden erzielten Ergebnisse zur Umsetzung eines Schönheitsideals. Es begann damit, die Füße locker zu umwickeln, doch bald wurde in den gehobeneren Gesellschaftsschichten mehr daraus. Im Mädchenalter bereits wurde der Fußknochen gebrochen, und dann mit Ausnahme der großen wurden alle anderen Zehen zur Fußsohle gebogen und dann immer neu so bandagiert, dass er sich zu einem regelrechten Klumpfuß verformte und teilweise sogar abstarb. Natürlich konnten die Mädchen mit diesen Füßen, die im Durchschnitt etwa vierzehn Zentimeter lang waren, und spezielle Schuhe benötigten, kaum gehen. Erst Anfang des 20. Jahrhunderts wurde dieser Brauch abgeschafft.

In verschiedenen afrikanischen und brasilianischen Völkern gehört es zum guten Ton, sich sogenannte „Tellerlippen" zu formen. Dazu wird die Unterlippe aufgeschnitten und nach und nach mit immer größeren Tontellern weiter gedehnt.

Berühmt sind auch die „Padaung"-Mädchen – sie tragen einen Halsschmuck aus Messingringen um den Hals. Die ersten Ringe bekommen schon ganz junge Mädchen umgelegt und jährlich kommt ein weiterer Ring hinzu. Bis zu 40 Zentimeter hoch, werden diese Ringe um den Hals angebracht. Je mehr Ringe, desto höher ist auch das Prestige der Frauen und ihrer Familien. Nachdem die dadurch erzeugte Deformierung der Halswirbel, die Schädigung der Nackenmuskulatur, der Schlüsselbeine und der Schulterblätter den Körper nachhaltig beeinträchtigten, wird der Brauch nun nur noch in einer abgemilderten Form vollzogen.

Rund um die Welt existieren unter der Sammelbezeichnung „Body Modification" verschiedenste Schönheitskulte unterschiedlichster Ausprägung: Piercing, Branding, Ziernarben, Tätowierungen, Zungenspaltungen, Implantate, die unter die Haut operiert werden, und deren Konturen sich nach außen durchdrücken oder zum Teil herausragen. Sie alle verändern den Körper nachhaltig und sind oft schwer rückgängig zu machen.

So zahlreich wie die Ausprägungen der verschiedenen Kulte, so unterschiedlich sind auch die Auffassungen davon, was nun „schön" ist und so weit reichend auch die Gründe für diese Art der Körpergestaltung.

## Was bedeutet Altern?

Jeder will alt werden, doch niemand will es sein. Alter wird zumeist negativ mit körperlichem Verfall und geistiger Verwirrtheit in Verbindung gebracht. Der positive Prozess der Reife, der Erfahrungen und Weisheit tritt in unserer von Jugendlichkeit geprägten Welt in den Hintergrund.

Altern passiert nicht plötzlich – es ist ein langsamer individueller Prozess, ein Weg, den jeder geht, von Anfang an, der begleitet ist von vielen Erfahrungen, Erlebnissen und Entwicklungen und dem auch kontinuierliche Erneuerungsprozesse gegenüberstehen. Doch unwiderruflich ereilt das Alter alle. Wir werden immer älter und bleiben – dank zahlreicher Entwicklungen – doch immer länger jung.

Trotz des offensichtlichen Prozesses ist es wissenschaftlich immer noch umstritten, warum wir eigentlich altern. Altern umfasst ganz unterschiedliche Aspekte, biologische Vorgänge, soziologische, politische, philosophische, kulturelle Betrachtungen und kognitive Verhaltensweisen.

Es gibt verschiedene Theorien zum Altern. Es ist jedenfalls bekannt, dass die sogenannten „freien Radikale" die Erbsubstanz der DNA und andere Zellmoleküle schädigen. Im Altern reduziert sich auch die Fähigkeit der Körperzellen zu wachsen und sich zu vermehren.

Auch äußere Einflüsse wirken auf unseren Körper ein und führen zu verschiedensten Verschleißerscheinungen. Die ganzen Veränderungen des Körpers beeinträchtigen schließlich die Funktionen aller körperlichen Systeme und wirken auf die Sinnesorgane, den Hormonhaushalt, Hautstrukturen, Ausscheidungsorgane, die Nervenfunktionen und das Immunsystem.

Schließlich verändern sich auch die geistigen Fähigkeiten, das Gedächtnis lässt nach, die körperliche und mentale Fitness. Altern ist jedenfalls ein höchst facettenreicher Prozess, der unseren gesamten Organismus betrifft. Multimorbidität nennt man schließlich die Beeinflussung der Organe in Verbindung mit verschiedenen altersbedingt auftretenden Erkrankungen. Die Übergänge zwischen dem Natürlichen hin zum krankhaften Altern sind freilich fließend.

Jedoch sind diese Veränderungen individuell sehr unterschiedlich ausgeprägt und auch beeinflussbar durch den Lebensstil, die Lebensumstände und die Gesundheitsvorsorge. Fest steht: Altern ist keine Krankheit!

Wenngleich in manchen Ländern die „Alten“ mit höchstem Respekt und Achtung behandelt werden, gilt das Altern in unseren Breiten als etwas, das es mit allen Mitteln zu verhindern gilt. Anti-Aging ist *das* Trendthema schlechthin in unserer Zeit, auf das sich unser ganzes Interesse richtet. Forschung und Industrie arbeiten mit Hochdruck daran immer Neues zu finden, um den Alterungsprozess zu stoppen.

## Stellenwert der Schönheit heute

War früher Schönheit mit „Eudaimonia“ verknüpft und wurde Schönheit als etwas umfassendes und Ganzes gesehen, dem die Philosophen auch ein gewisses „richtiges Maß“ verordneten, scheinen diese Grenzen heute verloren gegangen zu sein. Schön ist, was gefällt. Aber wem eigentlich? Die Schönheitsideale werden vorgegeben von Medien, Werbung, Schönheitsberatern und Ärzten und der Gesellschaft. Eingeweihte und Insider der Szene können anhand operierter Nasen und Brüste erkennen, welcher Schönheitschirurg hier Hand angelegt hat. Dabei geben manche der operierten „Schönheiten“ skurille bis bizarre Bilder ab. Besonders in den U.S.A. ist der Trend zur künstlichen Schönheit kaum noch umkehrbar und die Zahl der chirurgischen Eingriffe steigt von Jahr zu Jahr. Manch eine 80-jährige erscheint dort mit grotesk anmutenden straff gezogenen Gesichtszügen und unnatürlich erscheinenden aufgepolsterten Lippen. Der Fantasie sind kaum Grenzen gesetzt. Botox scheint mittlerweile normales Pflegemittel geworden zu sein und in den U.S.A. wundert sich niemand mehr darüber, wenn Frauen sich die Fußsohlen mittels Silikon aufpolstern lassen, um einen angenehmen Halt in hohen Stöckelschuhen zu haben. Auch Zehenverkürzung und -verlängerung für ein optimales Erscheinungsbild in Sandalen sind business as usual. Schmerzen für die Schönheit werden in Kauf genommen. „Schönheit muss leiden", sagt ja auch ein bekanntes Sprichwort.

Doch wohin sind wir geraten mit dem schönen Spruch Platons, Schönheit sei das, „was passt"? Losgelöst von einem Gesamtbegriff der Schönheit betrachten wir nur noch isolierte Schönheitsmerkmale, die wenn sie nicht dem Ideal entsprechen, dementsprechend verändert werden. Die Technik und der Fortschritt machen es möglich. Mit genügend Geld im Hintergrund ist fast alles erlaubt und realisierbar.

## Schönheit als neue Religion?

Die Suche nach Schönheit ist auch eine Suche nach uns selbst, nach unserer Identität. Doch was macht uns aus? Heutzutage definieren wir vieles nur noch über das Äußere. Markenorientierung, Konsumzwang, Mitgliedschaften, gesellschaftliche Position – all das sind Dinge, an denen wir uns orientieren und nach denen wir unsere Einteilungen treffen. Wir jagen den medial propagierten „Must haves" nach und geben ihnen einen hohen Stellenwert in unserem Leben. Alles muss perfekt sein: Perfekter Look, perfekter Körper, perfekte Familie, perfekte Wohnung, perfekter Beruf, perfekter Mensch. Dieser Drang nach Perfektion ist auch Ausdruck unserer inneren Rast- und Orientierungslosigkeit. Viele allgemein gültige Werte werden zu Gunsten reiner Äußerlichkeiten verdrängt. Wir beschäftigen uns kaum noch mit trübseligen Themen wie Alter, Tod, Vergänglichkeit – Schönheit ist unsere neue Religion. Dafür tun wir viel und manche fast alles. Wir stellen an uns den Anspruch nach einer konformen Rundum-Makellosigkeit. Und nicht nur das, seit Neuestem gibt es sogar schon Wettbewerbe, in denen die erste „Miss Plastic" gekürt wird – ein makelloses Gesamtkunstwerk, mit der Voraussetzung, dass bereits eine gewisse Anzahl an Operationen am Körper vollzogen wurden. Ein deutlicher Fingerzeig dahin, dass operiert sein „normal" ist, dazugehört, akzeptiert ist.

Doch ist das wirklich der neue Weg? Wenn wir nun alles haben, tadellose faltenfreie Gesichtszüge, schöne Zähne, kleine Nasen, große Brüste, cellulitefreie lange Beine, volle Lippen, kurzum, wenn wir alle perfekt sind und dann einander gleichen, wie ein Ei dem anderen, was kommt dann? Macht uns das alles liebenswerter? Wenn Menschen, die einander lieben vom anderen sprechen, welche Eigenschaften heben sie dann hervor? Die vollen operierten Lippen, das straffe Gesicht? Oder nicht doch eher, die Weise zu lachen, die kleinen Lachfältchen, die wunderbaren Grübchen, und vieles, was eben gerade nicht perfekt ist?

Gleichgeschaltetes Lächeln, Schönheit nach Maß, konforme Körper – wenn wir das alles haben, vielleicht setzt sich ja dann wieder der Trend zurück durch, vielleicht werden die kleinen Unebenheiten und Makel und natürliche Schönheit wieder zu erstrebenswerten Zielen.

# Beauty sells – der Schönheitskult

## Attraktivitätsforschung – der biologische Sinn der Schönheit

Schöne Frauen machen Männer dümmer! Das ist kurz gefasst das Ergebnis einer Niederländischen Studie. Die Forscher beobachteten fünfzig männliche und sechzig weibliche Studenten beim Lösen von Prüfungsaufgaben, während und kurz nachdem die Probanden mit besonders gutaussehenden Kollegen zusammen waren. Fazit: die Männer konnten bei der Begegnung mit einer schönen Frau nicht mehr klar denken. Der Grund: Die Herren der Schöpfung wollten Eindruck bei der attraktiven Dame schinden und waren so damit beschäftigt, dass ihre intellektuelle Leistungsfähigkeit versagte. Die Frauen waren durch die Begegnung mit den feschen Männern in ihrem Denkvermögen nicht beeinträchtigt. Schönheit trübt den Verstand, aber nur von Männern! Willkommen in der schönen Welt der Attraktivitätsforschung!

„Schönheit liegt im Auge des Betrachters!" Dieser alte weise Spruch hat ausgedient, seit Mitte der achtziger Jahre Attraktivitätsforscher nach dem biologischen „Sinn" von Schönheit fragen. Einer der bekanntesten Protagonisten dieser evolutionspsychologischen Wissenschaft ist der Verhaltensforscher Karl Grammer, der das Ludwig-Boltzmann-Institut für Urbane Ethnologie an der Wiener Universität leitet.

Karl Grammer bezeichnet die Sehnsucht nach Schönheit als eine „menschliche Obsession". Demnach seien die Grundgesetze der Schönheit seit Urzeiten in unseren

Genen festgeschrieben und im Gehirn programmiert. Sie folgen der Logik der Evolution und gelten quer durch alle Schichten, in allen Kulturkreisen, unabhängig von Mode und Geschmack.

Schönheit hat laut Grammer vor allem einen Nutzen: Die Fortpflanzung.

In einem Interview für die ORF Sendung „Newton" skizziert Karl Grammer seine acht Gesetze der Schönheit.

Kriterium Nummer eins ist demnach die Jugend. Besonders bei Frauen ist es wichtig, dass sie jung sind oder wenigstens versuchen, so zu wirken. Denn auch wenn sich die Männer gar nicht fortpflanzen wollen, suchen sie instinktiv eine Frau, die reproduktionsfähig wirkt.

Kriterium Nummer zwei sind Hormonmarker. Das Äußere eines Menschen spiegelt seine Hormone wieder. Bei Frauen sorgen Hormone für eine schlanke Taille, runde Kurven, zarte, kindliche Gesichtszüge – eine hohe Stirn, runde Wangen, große Augen, eine kleine Nase, volle Lippen und ein zierliches Kinn – lauter weibliche Schönheitsmerkmale, die als „Kindchenschema" bekannt sind. Wenn dazu noch ein kleiner Schuss Reife kommt – hervortretende Backen-Knochen und schmale Wangen – wirkt das Gesicht besonders attraktiv. Beim Mann empfinden Frauen Größe, breite Schulter, einen markanten Unterkiefer als attraktiv – Zeichen für viel Testosteron. Und dieses männliche Hormon macht auch dominant und aggressiv und verleitet den Mann, nach höherem Status zu streben. Denn Frauen wollen laut Grammer nicht unbedingt schöne, sondern vor allem erfolgreiche Männer. Macht macht sexy!

Das dritte Gesetz ist die Durchschnittlichkeit, nicht im ästhetischen, sondern im mathematischen Sinn. Gesicht und Körper sollten keine Extremmerkmale aufweisen. Beim idealen Gesicht sind seine Einzelteile – die Augen, die Nase, die Lippen, die Stirn exakt der Durchschnitt der Gesamtbevölkerung.

Dazu kommt viertens noch die Symmetrie. Ein gleichmäßiger Körper, ein gleichmäßiges Gesicht sind Zeichen für Gesundheit. Asymmetrien zeigen Entwicklungsstörungen und Krankheiten.

Das fünfte Geheimnis sind Haut und Haar. Rosige Wangen und glänzende, volle Locken zeigen, dass das Immunsystem gut funktioniert. Und bei Frauen signalisiert die Haut sogar den aktuellen Hormonspiegel und somit die Fruchtbarkeit – bei hohem Östrogenspiegel ist die Haut reiner.

Weitere Kriterien für die Attraktivität sind laut Grammer eine angenehme Stimme, geschmeidige Bewegungen und der Körpergeruch. In Versuchen ließ man Männer an verschwitzten T-Shirts von Frauen schnüffeln. Im Schweiß sind Botschaften des Immunsystems enthalten. Menschen können einander besonders gut riechen, wenn ihre Abwehrsysteme eine gute Kombination für die Nachkommenschaft versprechen. Je attraktiver das Gesicht der unbekannten Trägerin war, desto besser wurde von Männern auch ihr Geruch bewertet.

Ein Kollege Grammers, der Regensburger Psychologe Martin Gründl hat das Geheimnis der Schönheit eines Frauenkörpers sogar in eine mathematische Formel gegossen: Gründls „Venus-Faktor“ setzt das Gewicht, die Taillen- und die Hüftbreite, sowie die Beinlänge und die Oberweite miteinander ins Verhältnis. Der Forscher und sein Team befragten über das Internet 60 000 Frauen und Männer. Demnach – welche Überraschung – finden die meisten Menschen Frauen am schönsten, wenn sie besonders lange Beine, einen mittleren oder großen Busen und eine schmale Taille haben. Das widerspricht älteren Untersuchungen, bei denen Langbeinigkeit und Größe der

Frau wenig Rolle für ihre Attraktivität spielten, sondern eher die Sanduhr-Figur, das Verhältnis von Taillenumfang zu Hüftumfang, das laut dem texanischen Evolutionspsychologen Devendra Singh exakt 0,7 betragen soll. Diese sogenannte „Waist-to-Hip-Ratio" gilt immer und überall als besonders schön, ganz egal, wie groß und schwer die Frau sei.

Die Experimente der Attraktivitätsforscher bestätigen anscheinend alle Klischees: Bereits Säuglinge betrachten schöne Gesichter länger (obwohl die Mama – ob schön oder nicht – alle anderen aussticht), hübsche Kinder bekommen bessere Schulnoten, gut aussehende Erwachsene erhalten mehr Lohn. Selbst im Gerichtssaal werden attraktive Kriminelle milder bestraft und weniger oft schuldig gesprochen. Die Welt gehört den Schönen! Attraktive Menschen gelten bei Umfragen als gut, freundlich, warm, ehrlich, interessant, gesellig, kontaktfreudig, ausgeglichen. Man traut ihnen mehr zu – berufliche Erfolge, Lebensglück und Beziehungskompetenz. Tatsache ist, dass schöne Menschen oft selbstbewusster sind und sich daher besser verkaufen können.

Glaubt man den Ergebnissen der Attraktivitätsforschung, scheint Schönheit tatsächlich der Schlüssel für ein glückliches Leben zu sein. Gutaussehende Menschen werden besser beurteilt, haben mehr Erfolg beim anderen Geschlecht. Die Schönen erfahren mehr Anerkennung und haben es im Berufsleben leichter. Der schöne Körper verleiht Macht. Er zieht Aufmerksamkeit auf sich, erleichtert das Leben und bietet Entlastung im Alltag. Kein Wunder, warum die meisten Menschen alles tun, um gut auszusehen.

Obwohl auch die Attraktivitätsforscher erwähnen, dass sehr attraktive Menschen oft mit Vorurteilen zu kämpfen haben: Sie werden rasch als eingebildet, eitel, oberflächlich und untreu eingestuft. Die Schönen schüchtern ein. Sie sind Projektionsfläche für Sehnsüchte. Man macht ihnen Platz, und geht ihnen damit auch aus dem Weg. Man erwartet mehr von ihnen und ist dann enttäuscht, wenn sie sich genauso verhalten wie andere Menschen.

Schönen Frauen wird häufig unterstellt, dass sie ihre Karriere hauptsächlich ihrem Aussehen zu verdanken haben und sie sind auch öfter sexueller Belästigung am Arbeitsplatz ausgesetzt und werden häufiger von neidischen Arbeitskolleginnen gemobbt.

Besonders schöne Frauen haben oft größere Schwierigkeiten, einen Partner zu finden. Weil die meisten Männer ihr Glück bei ihnen gar nicht erst versuchen, in der irrigen Annahme, dass sie sowieso keine Chance bei ihnen haben.

Schönheit ist widersprüchlich, Schönheit ist doppelbödig. Schöne Menschen gelten gleichzeitig für gut und böse, für klug und dumm, für erfolgreich und arrogant. Eine 2009 vom SPECTRA Marktforschungsinstitut veröffentlichte österreichweite Umfrage ergab, dass attraktiven Menschen im Vergleich zu weniger attraktiven positive und negative Eigenschaften zugeschrieben werden. Attraktivität ist nicht nur das Aussehen.

Das äußere Erscheinungsbild macht für 36 Prozent der Befragten die Attraktivität aus, die Eigenschaften des Menschen für 14 Prozent. Die restlichen 50 Prozent sehen beides gleichermaßen prägend für die Attraktivität. An der Spitze stehen Gepflegtheit, Aussehen, gute Figur und gute Kleidung, aber auch Ausstrahlung – Charisma und Persönlichkeit.

7 von 10 Österreichern sind der Meinung, dass attraktive Menschen ein „höheres Ansehen" genießen und „erfolgreicher" sind. Rund die Hälfte der Befragten sind der Ansicht, dass attraktive Menschen oft anderen überle-

gen sind, schneller ernst genommen werden, in Notlagen auf mehr Hilfsbereitschaft zählen können und schneller Vertrauen finden. Im Gegensatz dazu gelten sie als arroganter und bestimmender. Am wenigsten werden attraktiven Menschen Eigenschaften wie vermehrte Intelligenz, Freundlichkeit, Herzlichkeit, Ehrlichkeit und Hilfsbereitschaft zugeschrieben.

Noch etwas, das über das angeblich evolutionär bestimmte Schönheitspostulat der Attraktivitätsforscher nachdenken lässt: Das Schönheitsideal ist eng mit den jeweiligen Lebensbedingungen verknüpft. In Hungerregionen gilt ein stämmiger Körper als gesund und schön, in der Überflussgesellschaft ist Schlankheit das Ideal. Wo Menschen eine geringe Lebenserwartung haben, wird das Alter verehrt. Wo sie alt werden, zählt die Jugendlichkeit.

So scheint sich in Zeiten von Model-Shows und Schlankheitswahn auch der Geschmack der Massen zu ändern. Das heutige Ideal einer Frauenfigur – lange Beine, schmale Hüften und ein großer Busen – ist vom sozialen Umfeld und von den Medien geprägt. Denn fast immer waren es volle Hüften und kleine mädchenhafte Brüste, die als sexy empfunden wurden. Ein Trost für alle, die dem momentanen Schönheitsideal nicht entsprechen – ihre Zeit wird kommen!

Ideale sind per Definition etwas Exklusives, schwer Erreichbares, Überdurchschnittliches, nicht für jeden Zugängliches. Wenn zu viele Menschen das Schönheitsideal nachahmen und erreichen können, wenn alle ohne großen Aufwand den jeweiligen Schönheitsstandards entsprechen, wird sich dieser ändern. Wenn jede Frau einen perfekten Busen, jeder Mann einen knackigen Waschbrettbauch hat, dann wird das gewöhnlich sein. Und etwas anderes wird zum Schönheitsideal.

So kritisiert Ulrich Renz in seinem Buch „Schönheit –

eine Wissenschaft für sich" dass die Studien der Attraktivitätsforscher bis auf wenige Ausnahmen mit meist amerikanischen Studenten durchgeführt wurden, ganz einfach, weil diese als Versuchskaninchen willig und billig sind.

Auch Christiane Zschirnt hat für ihr Buch „Wir Schönheits Junkies" viele Veröffentlichungen der neueren Attraktivitätsforschung kritisch unter die Lupe genommen.

Sie wundert sich beispielsweise, warum bei der Bedeutung des Schönheitskriteriums „Fruchtbarkeit" ausgerechnet klapperdürre Models als heutiges Schönheitsideal gelten, obwohl diese aufgrund ihres Untergewichts oft keine Menstruation mehr haben.

Die Autorin schlägt vor, gelassen zu sein und über die Hysterie der sogenannten „Attraktivitätsforschung" zu lachen, die uns einzureden versucht, bereits in der Steinzeit seien unsere zotteligen Vorfahren auf Barbie abgefahren.

## Die lebende Barbie

Wir sind zum Interview verabredet. Ich hole Cindy Jackson in ihrem Hotel in der Kärntnerstraße in Wien ab. Ich bin natürlich neugierig: Wie wird sie aussehen, wie wird sie sein, jene Frau, die ins Guinness Buch der Rekorde eingegangen ist als die Frau mit dem Weltrekord an Schönheitsoperationen. Der erste Eindruck ist überraschend: Sie ist eine schöne, irgendwie zeitlose, nette, intelligente Frau mit langen hellblonden Locken, natürlich Haar-Extensions. Und einem ebenmäßigen völlig glatten, weißhäutigen Gesicht mit kleiner, leicht nach oben geschwungener Stubsnase, zartem Kinn, hohen Backenknochen, vollen Lippen – und von der Nase aufwärts völlig ohne jegliche Bewegung. „He botoxed my nose, I cannot move my nose!“ scherzt sie und überschminkt die Einstichstelle. Bei einer Botox Behandlung rutschte der Arzt ab und spritzte irrtümlich in ihre Nase. Ich frage verblüfft, warum sie mit ihrer Erfahrung mit Schönheits-Eingriffen ausgerechnet zu diesem Arzt gegangen ist: „Weil es gratis war“, ist die Antwort, und weil er in dem neu eröffneten Beauty Institut ihrer Bekannten arbeitet.

Ich schaue in das faltenlose Gesicht und frage sie neugierig nach der tollen Methode, mit der sie ihre Nasolabialfalten loswurde. „Face Lift“ ist die Antwort. Und sie demonstriert mir mit einigen Griffen, wie man mit Botox meine Augenlider heben könnte.

Cindy Jackson ist das fleischgewordene Ideal der Zauberformel der Attraktivitätsforschung. Sie hat alles, was nach Ansicht der Schönheitsforscher eine Frau (vor allem für Männer) attraktiv macht: volle Lippen, glatte Haut, hohe Wangenknochen, seidig glänzende Haare, weiße gerade Zähne, feste Brüste und eine Sanduhrfigur signalisieren – diese Frau ist jung, gesund, hat genug weibliche Hormone und ist daher fruchtbar.

Ich suche nach einem Fehler in diesem perfekt designten völlig glatten Gesicht. Es ist schon fast beruhigend: Im hellen Sonnenlicht entdecke ich eine feine Narbe am Rand der Oberlippe, anscheinend Folge einer missglückten Lippen-Aufpolsterung.

Cindy Jackson wuchs auf einer Farm in Ohio auf, die sie heute als die falsche Umgebung für ihr wahres Ich interpretiert. Genauso falsch wie sie ihre damaligen Kleider, ihr damaliges Gesicht, ihre damalige Figur sieht. Cindy war mehr eine Beobachterin als eine Beobachtete. Sie bemerkte, dass ihre Schwester, oder andere Mädchen, die hübscher waren als sie, mehr Aufmerksamkeit auf sich zogen. Mit 21 Jahren kehrte sie der amerikanischen Provinz den Rücken und zog ins „Swinging London“. Dort spielte sie in einer Rockband und studierte Kunst. Und lernte so die idealen Proportionen klassischer Statuen kennen, den goldenen Schnitt, die Berechnungen von Leonardo da Vinci und Albrecht Dürer. Cindy wusste genau, was an ihrem Aussehen falsch war und was sie korrigieren wollte. Nur die Nase, nur der Busen war ihr zuwenig. Als ihr Vater starb, finanzierte sie, 33 Jahre alt, mit der Erbschaft ihre erste Rundumerneuerung, mit der sie ihr „wahres Äußeres" endlich freilegte. Sie ließ sich die Züge ihres Vaters aus dem Gesicht schneiden, die sie als männlich-herb empfand.

Die Liste war lang: Zwei Nasen-Operationen, ein volles Face Lift, mehrere Mini-Lifts, drei Augen-Lider-Operationen, Kinn- und Kiefer-Verkleinerung, Wangen- und Lippen-Implantate, Laser- und chemische Peelings, Brust-Vergrößerungen, Bauch-, Hüfte, Oberschenkel- und Knie-Absaugungen – insgesamt zwölf große Operationen unter Vollnarkose und hunderte kleinere Eingriffe unter Lokalanästhesie machten sie zur meistoperierten Frau der Welt.

Cindy Jackson hat sich selbst neu erschaffen. Sie hat mit diesen Schönheitsoperationen ihren Körper dem Aussehen einer Barbie Puppe angeglichen. „Living Doll" heißt dementsprechend ihre Bibliografie. Ihre Metamorphose erregte weltweit Aufsehen. In Fernsehshows, Zeitungs-Storys, Expertenrunden tritt das Mädchen aus Ohio als Missionarin einer schönen neuen Welt auf: Das Skalpell kann echte Schönheit schaffen!

„Es stimmt nicht, wenn Leute sagen, sie machen Schönheitsoperationen nur für sich selber. Sie machen es wegen dem Feed-back der anderen. Die ganze Welt ist ein Spiegel, man will, dass einem alle sagen: Du bist schön!" betont Cindy.

Sie propagiert Schönheitsoperationen mit dem Argument: Die Leute werden netter zu Dir sein, sie werden mehr von Dir angezogen sein. Schönheit ist machbar, schreibt sie in ihrem zweiten Buch „Cindy Jackson´s Image and Cosmetic Surgery Secrets", ein Ratgeber für Schönheitsoperationen.

Auf die Frage nach Risiken von ästhetischen Eingriffen warnt sie zwar: „Im schlimmsten Fall kannst Du sterben!" Schwächt aber dann ab: Schönheitsoperationen spielen sich im oberflächlichen Gewebe ab und haben daher wenig Risiko.

„Schönheit macht Sie nicht glücklich", meint Cindy. Sie war nicht unglücklich, bevor sie ihre Transformation zur Barbie beschloss. Doch sie meint auch: Wenn ihr bewusst gewesen wäre, wie sehr ihr verändertes Äußeres auch ihr Leben verändern werde, und dass daraus ein Geschäft entstehen würde, von dem sie zumindest bis jetzt gut leben kann, hätte sie die Schönheitsoperationen früher gemacht.

Cindy Jackson ist heute 54. Jetzt geht es darum, ihre künstliche Schönheit zu konservieren, mit kleinen Eingriffen, regelmäßigen Botox-Spritzen, Ganzkörper-Peelings, absolutem Vermeiden jeder Sonnenexposition. Von Sport und Diät hält sie nicht viel, da lässt sie sich lieber das Fett absaugen. Cindy geht zum Schönheitschirurgen wie andere zum Friseur. Ein ständiger Kampf wider die Natur. Sie sagt ihren Freunden, dass sie hofft, noch zehn, fünfzehn gute Jahre zu haben. Das Interesse der Medien an der „meist operierten Frau der Welt" hat allerdings nachgelassen. Um das Geschäft wieder anzukurbeln, vollzog sie jüngst mit einer Zahn-Korrektur und einem weiteren Lifting einen Image-Wandel von der „lebenden Barbie" zum „Brigit Bardot"-Klon. Ohne großen Erfolg. Ihre Auftritte in TV-Shows und als Aufputz von Celebrity-Partys halten sich in Grenzen, genau wie der Verkauf ihrer Bücher und Kosmetik-Produkte, wie die Preissenkungen auf ihrer Web-Seite zeigen. (www.cindyjackson.com).

Cindy Jackson ist ganz begeistert von Österreich, von Wien, von dem guten Essen und dem guten Wein, von den freundlichen Menschen hier, die sie mit offenen Armen aufnehmen und ihr die Schönheiten des Landes zeigen. Sie würde gerne vom mondänen London in die alte Kaiserstadt übersiedeln.

## Models – Die Idole von heute

Der weit verbreitete Verlust von Religion und Traditionen hat dazu geführt, dass Popstars, Schauspieler und Models die Stars und Idole von heute sind. „Die Gestaltung des Körpers wird zur letzten Eroberung technischen Fortschritts," schreibt Melanie Zöbinger in ihrer Diplomarbeit: „Das Konzept des neuen Körpers – Macht und Zwang des Schönheitskults".

Während Asketen und Mystiker der Vormoderne sich von weltlichem Dasein und vom „Fleisch" befreien wollten, um Erlösung des Geistes im Jenseits zu finden, versucht der Mensch von heute seinen Körper unter Kontrolle zu bekommen, um sein Glück im Diesseits zu erreichen. Die Anstrengungen, mit Fitness und Diät zu einem schlanken, gestylten, trainierten Körper zu kommen, werden gesellschaftlich und oft sogar finanziell honoriert.

Dazu kommt noch, dass herkömmliche gesellschaftliche Unterscheidungsmerkmale hinsichtlich einer Schichtzugehörigkeit oder Abstammung zunehmend verschwinden. Da das menschliche Bedürfnis, sich von anderen unterscheiden zu wollen und dies durch Hierarchie und soziale Strukturen wie Religion, Geld, Erziehung nicht mehr möglich ist, wird der Körper selbst zum Unterscheidungskriterium, zur Identität und zum sozialen Wert. Das attraktive Äußere und der Aufwand, der betrieben wird, um dem perfekten Körperideal näher zu kommen, gelten als Ausdruck für erfolgreiche Lebensweise und haben die traditionellen moralischen und religiösen Standards abgelöst. „Sich-in-Form" bringen wird ein verlockender Ersatz für Altruismus und sinnvolle Arbeit. Der Wunsch, gut auszusehen ersetzt den Wunsch, Gutes zu tun.

Das fleischgewordene Schönheitsideal unserer Zeit – groß, extrem schlank, jung – sind Models. Und ein Model zu sein ist in der Tat etwas ganz Besonderes. Denn für jeden Beruf braucht man Ausbildung, Kenntnisse, Erfahrung. Nur im Modelberuf ersetzt das Aussehen sonst erforderliche Qualifikationen. Besonders für junge Frauen mit schlechter Schulbildung und wenig beruflichen Perspektiven erscheint die Investition in den Körper oft vielversprechender als eine solide Ausbildung zu machen. Für ein Model ist der Körper das Berufs-Kapital und seine Verschönerung mit Diät, Mode und Make-up ist eine Chance, Aufträge zu bekommen. Die Schönheit ist Arbeitswerkzeug und Qualifikationskriterium. Models verkörpern und verkaufen Schönheit, durch sie wird Schönheit zum Konsumgut.

In ihrem Buch „Schönheit als Konsumobjekt – Schönheitswahn als Massenphänomen" beschreibt die Soziologin Magdalena Wolak am Beispiel des Modelberufs die Bedeutung der Schönheit als Konsumgut und ihre Rolle als Wirtschaftsfaktor. Die Schönheit, eigentlich ein relativer Begriff, ist zur käuflichen Ware geworden. Models verkörpern die Schönheit und verwandeln Träume in Reales. Das kann viel Geld bringen, kein Wunder, dass die Arbeit der Models so attraktiv erscheint, vor allem für Mädchen.

Nach Waltraud Posch werden Mädchen im Umgang mit ihrem Körper anders erzogen und sozialisiert als Buben.

Schönsein hat für sie einen höheren Stellwert. Schon kleine Mädchen wissen, dass sie schön aussehen sollen. Sie freuen sich über nette Kleider, kämmen ihre langen Haare, probieren das Make-up ihrer Mütter aus. Je hübscher sie sind, desto mehr Freundinnen haben sie, die durch den Kontakt mit ihnen soziales Prestige gewinnen wollen. Und auch die Eltern zeigen gut geratene Sprösslinge gerne herum und laben sich an Komplimenten über das hübsche Kind. Je größer kleine Mädchen werden, desto häufiger erfahren sie, dass ihr Körper nicht nur für sie selber da ist, sondern auch für andere.

Ein weibliches Model soll zwischen 1,70 und 1,80 Meter groß sein, superschlank mit einem grazilen Knochenbau und möglichst die klassischen Idealmaße 90-60-90 (Hüftumfang – Taillenumfang – Brustumfang) haben. Schönheit wird sozusagen in Längen- und Breitengraden vermessen. Leider (oder vielleicht zum Glück) können nur die wenigsten mit den erforderlichen „Model-Traummaßen“ aufwarten. Denn schon jetzt ist der Konkurrenzdruck unter den Schönen enorm.

Weitere Voraussetzungen sind ein ebenmäßiges, flächiges Gesicht, eine klare, feinporige, glatte Haut, kräftige, gesunde Haare, volle Lippen, hohe Wangenknochen, weit stehende Augen und weiße, regelmäßige Zähne. Und ein Model muss natürlich gemäß dem heutigen Jugendlichkeitswahn jung sein, zwischen 15 und 20 Jahren. Ihre männlichen Kollegen sollen zwischen 1,84 und 1,88 Meter groß, gut gebaut und durchtrainiert sein. Doch bei den Männern liegt die Messlatte nicht ganz so hoch wie bei den Frauen – eine große Nase, abstehende Ohren oder Falten um die Augen können durchaus als interessant gelten und müssen kein Karrierehindernis sein. Kleine Makel verleihen Charakter und machen Models menschlich, zu etwas Besonderem. Zum einheitlichen Standardlook kommt noch der Wunsch nach Natürlichkeit, nach Individualität.

Auch wenn immer wieder in den Medien die Schattenseiten des Model-Berufs thematisiert werden – der ständige Druck schön, schlank und jung zu bleiben führt häufig zu Essstörungen, Alkohol- und Drogenmissbrauch – ist und bleibt Model für viele ein Traumjob.

## Die Sehnsucht nach Schönheit

Schönheit macht glücklich. Schönheit macht zufrieden, Schönheit nützt. Zusammengefasst: Schöne haben mehr vom Leben. Der hohe Nutzen der Schönheit wird von der Schönheitsindustrie und den Medien ständig betont und hat sich so in unseren Köpfen festgesetzt. Menschen wissen, dass ihr Aussehen von anderen beurteilt und bewertet wird. Danach richten sie ihr Handeln aus.

Das Geschäft mit der Schönheit ist vor allem ein Geschäft mit der menschlichen Sehnsucht nach Glück. Eines der stärksten Motive, warum sich Menschen verschönern wollen, bestätigt Barbara Habinger. Die klinische Psychologin betreut Menschen vor und nach Schönheitsoperationen.

Barbara Habinger sieht sich als neutrale Beraterin, die bei einem geplanten Schönheitseingriff weder zu- noch abraten will. Sie erzählt, oft sind abwertende Bemerkungen, Hänseleien in der Kindheit oder in der Pubertät der Grund, warum ihre Klienten mit einem Teil ihres Körpers sehr unzufrieden sind, zum Beispiel mit einer großen Nase oder abstehenden Ohren. Die Medien sind demnach nicht allein schuld, haben aber laut Habinger einen großen Einfluss. Denn sie liefern völlig irreale Vorbilder, perfekte Models und Stars, deren Beruf die Schönheit ist und die daher ganze Heerscharen von Experten wie Personal Trainer, Visagisten, Haar-Designer, Stilberater beschäftigen. Und dann wird noch jedes Foto retuschiert. Auch Fernsehsendungen wie „The Swan“ oder „Extrem Schön“ suggerieren, dass eine „Cinderella like Transformation“ problemlos möglich ist, wenn nur das nötige Kleingeld da ist.

Auf den vielzitierten „mündigen Patienten“ trifft die Psychologin selten. Kunden von Schönheitschirurgen glauben sehr oft: Ich bekomme eine Narkose, schlafe ein, dann werde ich operiert, und alles wird gut. Die Patienten hinterfragen meist weder die Qualifikation noch die Erfahrung des Chirurgen, dem sie ihren Körper anvertrauen. Auch potentielle Risiken oder Folgen des geplanten Eingriffs wollen sie meist gar nicht so genau wissen. Barbara Habinger berichtet, dass gerade Menschen, die eine Schönheitsoperation wünschen, oft extrem passiv sind. In der modernen Konsumgesellschaft ist es anscheinend zu mühsam, selbst an sich zu arbeiten.

Glückt die erste Schönheitsoperation, ist die Hemmschwelle abgebaut. Der Körper, das Gesicht sind meist immer noch nicht perfekt, verändern sich weiter, werden älter, es folgt die nächste Operation. Und die nächste. Eine Schönheitssucht, die in eine pathologische Körperbildstörung münden kann.

Schlimm wird es, wenn der chirurgische Eingriff nicht zu dem gewünschten Erfolg führt und die Rechnung: Schönheit ist gleich Glück nicht aufgeht. „Es ist ein großes Tabu, sich selbst einzugestehen, dass man mit der Schönheitsoperation unzufrieden ist!“ betont die Psychologin. Betroffene kämpfen mit großen Selbstvorwürfen. Denn sie haben ihre Umwelt informiert, Zeit und Geld investiert, vielleicht sogar einen Kredit aufgenommen, Schmerzen ertragen – um dann festzustellen, dass das neue Äußere nichts am Leben geändert hat und einen auch nicht glücklich macht.

„Manche Patienten können sich zum Beispiel nach einer typverändernden Nasenkorrektur beim Blick in den Spiegel nicht mehr erkennen und fühlen sich fremd. Und es gibt auch Männer, die mit dem Silikonbusen ihrer Partnerin nicht zurecht kommen“, erzählt Habinger. „Sie sagen, der falsche Busen steht zwischen mir und meiner Frau!“

Für Barbara Habinger werden viele psychische Konflikte auf den Körper übertragen. Die Operation ist die Verlängerung der schlechten Beziehung zu sich selber. Die Alltagsfrau, der Alltagsmann eifern oft einem Ideal nach, das bar jeder Realität ist. Potentielle Kunden von Schönheitschirurgen, die Rat bei der Psychologin suchen, entscheiden sich daher eher gegen die „Psychotherapie mit dem Skalpell“, den Eingriff und versuchen mit einer psychologischen Therapie eine verbesserte Selbstbeziehung aufzubauen.

Zum Abschluss: Wenn das stimmt, dass Schönheit glücklich macht, dann müssten eigentlich jene, die dem Schönheitsideal entsprechen automatisch glücklicher und zufriedener sein als andere. Doch weit gefehlt. Studien zeigen, dass professionell schöne Models oft unglücklich sind, weil psychische Grundbedürfnisse nach Stabilität und Bindung unbefriedigt bleiben. Auch Schlankheit macht nicht glücklich. Bei einer repräsentativen Umfrage war das psychische Wohlbefinden von Menschen mit leichtem bis mittlerem Übergewicht im Durchschnitt höher als bei Unter- und Normalgewichtigen.

## Schönheitsideale – eine Erfindung der Medien?

Zunehmend werden Schönheitsoperationen in den Medien als völlig normales Mittel thematisiert, um die eigene Attraktivität schnell und sicher zu verbessern. Modemagazine und Lifestyle-Zeitschriften sind voll mit Artikeln über Beauty-Eingriffe mit beeindruckenden Vorher-Nachher-Fotos. Auch in Fernsehserien wie „Nip/Tuck“ erfüllen knackige, gutaussehende Plastische Chirurgen beinahe jeden Wunsch – ohne gesundheitliche Folgen und störende Narben.

Die ständige Konfrontation mit superschlanken jungen Schönheiten in den Medien führt dazu, dass deren Konsumenten sich selbst immer häufiger als zu dick, zu alt, zu unattraktiv empfinden. Immer mehr Frauen und Männer sind unzufrieden mit ihrem Körper, immer mehr leiden an Essstörungen, immer mehr legen sich unter das Messer des Schönheitschirurgen.

Für ihre Diplomarbeit durchforstete Cornelia Bründlinger die einschlägige Literatur. Ihr Resümee: Attraktive Personen in den Medien können einen negativen Einfluss auf das Körperbild ihres Publikums haben.

Die Medien machen uns darauf aufmerksam, was gerade als attraktiv gilt und zeigen gleichzeitig auf, welche Praktiken es möglich machen, diesem Ideal näher zu kommen. Bereits vor zehn Jahren, in ihrem Buch: „Körper machen Leute – der Kult um die Schönheit“ meinte die Soziologin Waltraud Posch, dass wir ohne die Medien wahrscheinlich glücklicher mit unserem Äußeren wären. Ohne die permanente „Zur – Schau – Stellung“ perfekter Körper und Verbesserungstechniken würden die Menschen vielleicht gar nicht auf die Idee kommen, Mängel zu besitzen.

Durch die Medien wird das perfekte Aussehen als normal präsentiert, es wird suggeriert, mit genügend Anstrengung könnte es von jedem erreicht werden. Das Schönheitsideal wird aber aus kommerziellen Gründen immer höher und höher geschraubt, so dass immer mehr Aufwand betrieben werden muss, um ihm ein Stück näher zu kommen. Dass es in Wahrheit für den menschlichen Körper normal ist, zu altern, Körperhaare zu haben, Falten, Cellulite oder Schwangerschaftsstreifen zu bekommen, wird fast nicht thematisiert.

In der Werbung werden jetzt zwar zunehmend auch ältere oder nicht ganz dünne Menschen als Identifikationsfiguren eingesetzt, zum Beispiel für Lebensversicherungen, Kosmetik für die reifere Generation oder Hersteller alternativer Kleidung. Doch diese Darstellung des Besonderen führt immer auch die Norm vor Augen. Und die ist jung, schlank und fit. In unserer Kultur will kaum jemand dicker, älter oder unsportlicher aussehen als er ist. Dementsprechend gibt es keine Falten-Cremes, sondern Anti-Falten Cremes, keine Cellulite-Salben, sondern Anti-Cellulite Salben, keine Fettimplantate, sondern Fettabsaugungen.

Wer sein Aussehen verändert, der hat die heutige gesellschaftliche Schönheitsnorm im Hinterkopf.

Die Medienwirkungsforschung zeigt, dass die Einschätzung des eigenen Körpers nach dem Anblick dünner Personen auf Medienbildern deutlich negativer ausfiel als nach dem Anblick normalgewichtiger oder gar übergewichtiger Personen. Schlanke Personen werden in den Medien moralisch besser bewertet als dicke.

Die Medien konfrontieren die Menschen in ihrem Alltag permanent mit Schönheitsstandards.

So erklärt Waltraud Posch, dass die ständige Verfügbarkeit und Sichtbarkeit der Schönheit Wirklichkeit und Normalität schafft, indem sie den Eindruck vermittelt, dass sie Wirklichkeit und Normalität widerspiegeln. „So wird beispielsweise durch die starke mediale Thematisierung und Sichtbarkeit schönheitsmedizinischer Maßnahmen der Eindruck vermittelt, dass Schönheitsmedizin ein sozial anerkanntes, normales, einfaches, risikoloses und weit verbreitetes Mittel der Wahl zur Schaffung und Inszenierung der Persönlichkeit ist."

In Frauenzeitschriften sind kosmetische Chirurgie und schönheitsmedizinische Eingriffe deutlich überdurchschnittlich präsent. Auch im Fernsehen, mehr auf den privaten Sendern als auf den öffentlich-rechtlichen erzielen Verschönerungssendungen wie „The Swan – endlich schön", „Nip-Tuck", „Du bist was Du isst" beachtliche Quotenerfolge.

Medien wird viel Macht zugeschrieben. Doch sie für den Schönheitswahn und Auswüchse wie Magersucht alleine verantwortlich zu machen, bezieht nicht ein, das Menschen keine Marionetten sind, sondern Handelnde, kritisiert Waltraud Posch. Mediennutzung ist ein aktiver Aneignungsprozess. „Die Macht der Medien (und damit ihre Verantwortung) besteht vorrangig in der Auswahl der Medieninhalte, was einer Macht über Themenvielfalt oder -enge (ebenso wie über Körpervielfalt oder -enge) entspricht."

Und auch Cornelia Bründlinger bezweifelt, dass allein die Medien schuld an dem Stress mit der Schönheit seien. Ob nun tatsächlich der Konsum von Schönheits-OP-Soaps den Wunsch nach einem ästhetischen Eingriff weckt, oder ob vor allem jene Menschen, die bereits insgeheim mit dem Gedanken einer Schönheitsoperation spielen dann ganz gezielt Sendungen und Berichte darüber anschauen, ist nicht geklärt.

# Die Schönheitssucht – wo sind die Grenzen?

## Schönheit als Prinzip?

### Natürlich schön

Schöne Menschen sind heute mehr denn je beliebt und gesellschaftlich angesehen. Sie werden schon von Kindesalter an bevorzugt behandelt und haben oft auch im Berufsleben mehr Erfolg als die anderen. Schönheit bringt heute viele Privilegien. Doch wer ist eigentlich wirklich „schön"? In der Philosophie beschäftigt sich die Ästhetik mit der Frage, was schön ist. So galt etwa in der Philosophie des Mittelalters die Schönheit als „*Glanz der Wahrheit*", also einer Eigenschaft von Gedanken, die von deren Übereinstimmung mit der Wirklichkeit abhängt. Doch mit dem Begriff Schönheit ist es eigentlich, wie mit der Natur: Jeder kennt sie, aber niemand weiß genau, was wir damit so richtig definieren. Ist es etwa das makellose Äußere, oder sind es vielmehr die inneren Werte? Oder sind es doch eher der Geist und der Esprit im gepflegten Outfit? Immerhin hat aber gerade die Natur die Nase des einen schief wachsen, die Tränensäcke des anderen faltig werden lassen und unsere Ohren überdimensioniert. Und die hässliche Narbe am Bauch will nach einem Unfall auch nicht „schön" verheilen.

So groß und vielfältig wie eben geschildert sieht übrigens heute das Spektrum der zahlreichen plastischen, ästhetischen und rekonstruktiven Operationen durch Schönheitschirurgen und -chirurginnen auf der ganzen Welt aus. Oftmals werden leider keine Grenzen mehr in der „optisch machbaren Veränderung", die durch Plastische Chirurgie erzielt werden kann, gesetzt. Ich meine damit jene Trends in der Schönheitschirurgie und das unbarmherzige Diktat der Modemagazine, die man dann in vielen grotesk veränderten Gesichtern so mancher Hollywoodstars deutlich erkennt. Und zwar dann, wenn das Resultat einfach nicht mehr natürlich erscheint. Von wahrer Schönheit fehlt dann oft jede Spur.

## Eine Operation ist eine Operation

Durch die häufige Berichterstattung über die Themen „Schönheit" und „Schönheitsoperation" in den Medien entsteht oft der Eindruck, dass plastische- und ästhetische Eingriffe nicht mehr als eine kleine kosmetische Behandlung sind, die heute einfach zu realisieren ist. Ein ästhetischer Eingriff erscheint in unserer Zeit immer mehr als die rascheste und effizienteste Methode, zu einem perfekten Körper und somit auch zu einem perfekten Leben zu führen.

Wer sich aber für diesen Weg entscheidet, muss bereits im Vorfeld wissen, dass auch eine ästhetische Operation einen großen medizinischen Eingriff bedeutet – mit allen operativen Risiken. So ist das etwa im Bereich der Anästhesie oder bei Störungen der Wundheilung oder bei unerwünschten Narbenbildungen. Selbst der erfahrenste und best ausgebildetste Plastische Chirurg wird Komplikationen im Zuge einer Operation niemals gänzlich ausschließen können. Hier könnte die Patientenaufklärung über Ursachen und Folgen einer Schönheitsoperation einen ersten Schritt in Richtung Qualität bedeuten.

Ästhetische Operationen haben oft auch eine medizinische Ursache und werden den Patienten vom Spezialisten empfohlen. Denn viele Menschen leiden sehr unter ihren Unfallnarben, Deformierungen oder ihrem altersbedingten Aussehen. In all diesen Bereichen liegt die Zustimmung für einen ästhetisch-plastischen Eingriff hoch und zeigt, wie wesentlich die Schönheit mit Funktionalität in unserem Schönheitsbegriff verbunden ist.

## Ästhetische Eingriffe sind ein Fall für Profis

Wichtig ist jedenfalls, dass sich Betroffene an einen Facharzt oder eine Fachärztin wenden, die sowohl in der rekonstruktiven, als auch in der Ästhetischen Chirurgie auf Eingriffe dieser Art spezialisiert sind. In Österreich darf laut Gesetzgeber jeder Arzt/jede Ärztin eine invasive Operation vornehmen, egal über welche (Fach)Ausbildung er oder sie verfügen; der Begriff „Schönheitschirurgie" ist nicht geschützt, weshalb die Patientinnen und Patienten selbst prüfen müssen, ob ihr Operateur über das ihre Zukunft entscheidende Know-how verfügt. Denn das Ergebnis dieses Eingriffs wird der/die Betroffene ein Leben lang am eigenen Körper spüren und tragen müssen.

## Von Aufklärung bis Zufriedenheit

Mein Appell an Sie lautet daher, sich den Operateur gründlich auszuwählen. Auf seine Ausbildung und Qualifikationen zu achten und auch zu bedenken, ob eine umfassende Nachbetreuung garantiert wird, beziehungsweise auch rein örtlich möglich ist. Fachärztinnen und Fachärzte für Plastische, Ästhetische und Rekonstruktive Chirurgie haben eine lange, intensive, qualitative – und durch den Anforderungskatalog der Fachausbildung auch eine hochwertige Ausbildung absolviert und verfügen über die notwendige Erfahrung, eine derart sensible Operation zur Zufriedenheit der Patientinnen und der Patienten nach neuesten medizinischen Standards durchzuführen. Im eigenen Interesse sollten die Betroffenen daher ästhetische Eingriffe ausschließlich von diesen Experten vornehmen lassen.

### Natürlich?! Mit Know-how

Chirurgen, die im rekonstruktiven Bereich tätig sind, wissen auch um die Funktionsweise und den Verlauf von Muskeln und Gefäßen Bescheid. Sie kennen die Gefahren und Vorteile der verschiedenen Operationstechniken und verfügen über die notwendige Erfahrung und Routine. Windschiefe Ergebnisse oder Funktionsstörungen nach einer Operation sind daher meist bei diesen Ärzten unwahrscheinlich. Durch ihre sechsjährige Ausbildung, den zahlreichen verpflichtenden Operationen und der vorgeschriebenen permanenten Fort- und Weiterbildung, in der auch ästhetische Themen behandelt werden, sind alle Fachärztinnen und Fachärzte für Plastische, Ästhetische und Rekonstruktive Chirurgie seriöse Ansprechpartner für Sie auf dem Gebiet der Ästhetischen Chirurgie.

## Von Wundercremen und Schönheitskuren

### Verbrannte Haut wird wieder neu! – Die „sanften" Methoden

Um die ungeliebten Folgen der Hautalterung wie Krähenfüße, Zornes-Falten, Pigmentstörungen, schlaffe Gesichtskonturen oder geplatzte Äderchen zu bekämpfen, haben die Österreicher im Jahr 2007 1,34 Milliarden Euro für Kosmetik ausgegeben. Doch die Anti-Falten-Cremes können gar nicht halten, was sie versprechen. Denn per Gesetz darf ein Kosmetikprodukt nicht in jene tieferen Schichten der Haut vordringen, in denen Falten entstehen, das dürfen nur Arzneimittel. Unabhängige Konsumenten-Tests belegen auch immer wieder, dass Anti-Falten-Cremes höchstens kurzfristig die Haut etwas glatter erscheinen lassen, weil sie sie mit Fett und Feuchtigkeit anreichern. Doch das erreicht fast jede Hautcreme.

Da es die ersehnte „Jugend aus der Tube“ nicht gibt, boomen andere Wunderwaffen gegen die ungeliebten Folgen der Hautalterung.

„Laser statt Messer“, „Lifting ohne Schneiden“, „Straff ohne Skalpell“ – Glaubt man den vollmundigen Versprechungen, mit denen uns Lifestyle-Zeitschriften überschwemmen, so leisten „modernste Beauty-Behandlungen auch ganz ohne Messer Erstaunliches“. Teure High-Tech-Geräte werden als sanfte Wege zur straffen Haut gepriesen und versprechen Beauty-Probleme „unblutig“ zu lösen.

Was wirklich wirkt, hat meist auch Nebenwirkungen. Beim „Laser-Resurfacing“ verdampft ein $CO_2$-Laser die oberste Schicht der Haut, unter Vollnarkose. Das ganze Gesicht wird zu einer roten, nässenden Schürfwunde, für mindestens zwei bis vier Wochen ist man außer Gefecht. Das Ergebnis ist eine straffe, glatte Haut. Die Hitze des Lasers bewirkt ein Zusammenziehen der kollagenen Fasern.

Weniger martialisch klingen chemische Peelings mit Fruchtsäure, wo die Haut mit einer ätzenden Substanz geschält wird. Die neue Haut ist zwar glatter, rosig, gut durchblutet, aber auch extrem empfindlich. Sonne muss absolut gemieden werden, sonst drohen irreversible Pigmentstörungen.

Da die wenigsten Schönheitswilligen wochenlang mit einem krebsroten Kopf herumlaufen wollen, geht der

Trend hin zum „Lunchtime-Lifting". Mit Slogans wie „Schnell schön in der Mittagspause" wird suggeriert, die Hautglättung könne ganz einfach zwischendurch konsumiert werden, ohne den Alltag zu beeinträchtigen. Das hat natürlich seinen Preis. Denn die teuren Geräte müssen sich amortisieren.

Als große Innovation wird im Moment der „Fractional Laser" gefeiert, der ohne Hautabschälung, Wundfläche und Ausfallzeit verjüngen soll. Der Fractional Laser, auch Fraxel genannt, schießt winzige Löcher von weniger als einem Zehntel Millimeter in die Haut, die auf diese Mikroverletzungen mit Kollagenneubildung reagiert. Die schmerzarme Methode wird für Fältchen, Akne-Narben, Sonnenschäden und Altersflecken empfohlen. Doch für eine sichtbare Hauterneuerung sind mindestens drei bis vier Behandlungen nötig, die jeweils zwischen 600 bis 900 Euro kosten.

Im Moment boomt auch eine neue Methode, die in den USA erfunden wurde und auf die angeblich Topstars schwören: Thermage, auch ThermaLift oder ThermaCool genannt. Dabei dringen hochfrequente Radiowellen-Hitzeimpulse bis zu fünf Millimeter tief in die Haut ein, verschmoren Bindegewebsfasern, erwärmen das Kollagen und regen so seine Neubildung an. Die Haut zieht sich zusammen. So sollen hängende Konturen gestrafft, Falten geglättet und eine sichtbare Verjüngung von fünf bis sieben Jahren erzielt werden. Die Behandlung kostet mehrere Tausend Euro – fast so viel wie ein richtiges Face-Lift.

Falten werden auch mit dem Bakteriengift Botox geglättet oder mit „Fillern" wie Kollagen, Hyaluronsäure oder Eigenfett unterspritzt. Das läuft nicht ohne Risiko ab: denn vor allem länger haltbarere Produkte können allergische Reaktionen oder Knoten bilden, die das Gesicht entstellen und chirurgisch entfernt werden müssen.

Als überholt gilt das einst beliebte „Golden Lifting“, bei dem feinste Fäden aus 24-karätigen Gold in das Unterhautgewebe montiert werden, um die Haut zu straffen. Das Problem: Diese Fremdkörper kann man nie mehr entfernen. Propagiert wird allerdings wieder ein „Happy Fadenlift“, bei dem selbstauflösende Fäden zu einer Straffung des Bindegewebes führen sollen.

Beim jüngsten Kongress der „American Academy of Dermatology“ in San Francisco, mit 20 000 Teilnehmern die größte internationale Fort- und Weiterbildungs-Veranstaltung für Hautärzte, waren bereits fast die Hälfte der Vorträge kosmetische Dermatologie wie Botox, Schönheitschirurgie, Faltenfüller und Laser-Peelings. Schönheit boomt, was aber auch boomt, vor allem in den USA, sind Schadenersatzforderungen unzufriedener Kunden. Daher wurden bei dem Kongress gleich drei Arbeitsgruppen eingesetzt, die sich mit Wirkungen und Nebenwirkungen von Schönheitsbehandlungen beschäftigen – zur Sicherheit der Patienten und auch der Ärzte.

So einfach scheint die angeblich ach so sanfte, unblutige, dauerhafte Hautverjüngung doch nicht zu sein, wie es die Werbung vorgaukelt!

## Kampf den Falten mit Bakteriengift

Als Wunderwaffe unter den Faltenkillern gilt Botox, das die faltigste Stirn glattbügeln kann.

In den USA sind Botox-Injektionen bereits die häufigsten Schönheits-Eingriffe. Hollywood-Stars wie Madonna, Nicole Kidman, Kylie Minogue, Michelle Pfeifer oder Mickey Rourke schwören auf das Nervengift und bekennen sich zum Teil auch öffentlich dazu. Botox boomt, auch in Österreich, wo heute mindestens fünfzigmal mehr gespritzt wird als noch vor zehn Jahren, was man bei der zunehmend erstarrten Mimik heimischer Society-Damen leicht erkennen kann.

„Botox“ ist eigentlich ein Markenname für ein Medikament, das Botulinumtoxin, kurz BTX enthält. Das vom Bakterium Clostridium Botulinum produzierte Eiweiß ist eines der stärksten bekannten Nervengifte. Eine Biowaffe, von der ein Millionstel Gramm ausreichen würde um einen Menschen umzubringen, zwei Kilogramm könnten die gesamte Weltbevölkerung auslöschen.

So sprach das österreichische „Bundesministeriums für soziale Sicherheit und Generationen“ im Oktober 2001 folgende Warnung aus: Apotheken müssen Botulinumtoxin hältige Produkte unzugänglich aufbewahren und sie nur an Krankenanstalten und direkt an Ärzte abgeben, nicht an Patienten – ähnlich wie toxische Substanzen bzw. Suchtgifte. Medizinern werden spezielle Regeln für den Umgang mit dem Nervengift empfohlen. So heißt es über das Produkt „NeuroBloc 5000 E/ml-Injektionslösung“ des Botulinum-Serotyps B wörtlich: „Verschüttetes Arzneimittel mit 10% Lauge oder Natriumhypochlorit-Lösung (Haushaltschlorbleiche 2 ml (0,5%): 1 Liter Wasser) dekontaminieren. Wasserfeste Handschuhe tragen und Flüssigkeit mit einem angemessenen Absorptionsmittel aufnehmen. Absorbiertes Toxin in einen Autoklavierbeutel geben, fest verschließen und als medizinisches Gefahrengut entsprechend den örtlichen Vorschriften entsorgen.“ Klingt nicht gerade harmlos!

Erst seit den achtziger Jahren wird dieses „medizinische Gefahrengut“ auch medizinisch eingesetzt. Es blockiert die Signalübertragung zwischen Nervenendigung und Muskel, nicht dauerhaft, aber für einige Monate. Die Nervenendplatten werden zerstört, es müssen sich neue Nerven bilden, damit sich die Muskeln wieder bewegen.

Botolinumtoxin ist medizinisch zur Behandlung von

Schiefhals, Spitzfuß bei Kinderlähmung, übermäßigem Schwitzen und Handkrämpfen nach einem Schlaganfall zugelassen. Es gilt immer mehr als Wundermittel, das auch für eine Vielzahl anderer Krankheiten getestet wird, von A wie Analfissur bis Z wie Zähneknirschen.

Der Siegeszug als Faltenglätter begann mit einem Augenarzt in San Francisco, der durch eine Botox-Injektion in die Augenmuskeln krankhaftes Lid-Zucken behandelte. Dabei beobachtete er, dass quasi als Nebeneffekt auch die Augenfalten geglättet wurden.

Für kosmetische Zwecke sind die Präparate „Vistabel" und „Dysport" seit 2002 in den USA und erst seit 2006 in Österreich und Deutschland zugelassen, allerdings nur zur Behandlung mittlerer bis stark ausgeprägter Gliabellafalten, das sind Zornes-Falten zwischen den Augenbrauen, die für den Betroffenen stark belastend sein können. Wenn der Arzt auf seine Verantwortung auch andere Falten im Gesicht wegspritzt, bewegt er sich in einer rechtlichen Grauzone. Der Arzt lässt die Kunden für diesen „off-label-use" des Medikaments eine Vereinbarung unterschreiben, in der er sie über Risiken und Nebenwirkungen informiert. Diese klingen nicht sehr dramatisch: Es können zeitweilige Hautreizung, Rötungen und Schwellungen auftreten.

Wenn sich der Arzt verpiekst und einen falschen Muskelstrang erwischt, oder der Patient zu stark herumhüpft, bevor das Gift richtig verteilt ist, kann es passieren, dass das Augenlid schief herunterhängt oder das Gesicht asymmetrisch ist. Doch das legt sich spätestens nach drei, vier Monaten, wenn die Wirkung des Nervengifts nachlässt. In informellen Gesprächen erzählten mir Ärzte, dass sie wie alle ihrer Kollegen, die Botox spritzen, schon solche „kleinen Zwischenfälle" gehabt haben.

In sehr seltenen Fällen wirkt das Präparat nicht wie gewünscht, da es zur Bildung von Antikörpern gegen den Stoff kommt, eine Abwehrreaktion des Körpers.

Der Facharzt für physikalische Medizin Helmut Kern hat jahrelang bei querschnittsgelähmten Menschen Botox in hohen Dosen in die Beine gespritzt, um spastisch verkrampfte Muskeln zu lockern. Das funktionierte ganz gut. Doch als Nebenwirkung beobachtete er einmal sogar eine Schwäche des Augenlids! Das Gift wurde mit dem Blut im ganzen Körper verteilt, bis in den Kopf. Das kann auch zu Atemlähmungen führen, die lebensbedrohend sein können.

Auch die amerikanische Gesundheitsbehörde FDA warnte bereits, dass sich Botox über die Injektionsstelle hinaus im Körper ausbreiten kann, was im schlimmsten Fall Atem- und Schluckbeschwerden zu Folge hat. Grund für die Warnung waren mehrere Todesfälle von spastisch gelähmten Kindern, die mit einem Medikament behandelt wurden, das auch Botox enthalten hat. Auch die europäische Arzneimittelbehörde EMEA berichtet über mehr als 600 schwere Nebenwirkungen nach Botox-Injektionen, darunter 28 Todesfälle.

Das Gift kann ebenso ins Gehirn wandern, was es dort macht, ist noch nicht klar. Dementsprechend groß war der Wirbel nach einer Studie, die in der berühmten Wissenschafts-Zeitschrift „Nature“ 2008 publiziert wurde. Italienische Forscher spritzten Botulinumtoxin bei Ratten in die Muskeln der Schnurrhaare. Drei Tage nach der Injektion fanden sie Spaltprodukte des Gifts in einer Region des Stammhirns. Die Menge des Gifts hatte zwar keinen nennenswerten Effekt auf die Tiere. Doch dieser überraschende Gifttransport erklärt so manche Nebenwirkungen der Botox-Therapie.

Für ästhetische Anwendungen wird das Mittel natürlich viel stärker verdünnt eingesetzt als zur Behandlung gelähmter Menschen, wie Schönheits-Ärzte immer wieder betonen. Die zur Faltenbehandlung eingesetzten Botox-Präparate enthalten das Gift nur in gereinigter, schwacher und völlig ungiftiger Konzentration.

Botox-Anwender wie die Wiener Dermatologin Sanja Schuller-Petrovic bekräftigen, was schon Paracelsus wusste: „Die Dosis macht die Wirkung". Und auch die Erfahrung des Arztes ist wichtig. Sanja Schuler-Petrovic erklärt, dass der Arzt für ein schönes Resultat den Aufbau der Muskulatur des Gesichtes genau kennen muss. Er muss wissen, welche Mengen Botox er spritzt, ob oberflächlich oder tiefer, ob in Hebe- oder Senk-Muskeln, ob in den Muskel-Ansatz oder in den Muskel-Bauch. Weniger ist oft mehr. Verwendet man das Muskelgift richtig, kann man damit fast ein Face-Lifting ersetzen, schwärmt die Hautärztin. Erfahrung macht den Meister, wie immer. Doch während bei medizinischen Anwendungen klar geregelt ist, wer Botox spritzen darf – nämlich nur der jeweilige Facharzt – kann die Faltenglättung jeder Arzt anbieten, nicht nur Hautärzte und Plastische Chirurgen, sondern auch Allgemeinmediziner, Zahnärzte oder Gynäkologen, und in Deutschland sogar Heilpraktiker. Die „Ausbildung" vieler selbsternannter „Beauty-Ärzte" ist meist nur ein Wochenendkurs der Hersteller-Firmen.

Manche Botox-Anwender empfehlen bereits Dreißigjährigen selbst bei noch völlig glattem Gesicht trotzdem rechtzeitig mit dem Faltengift zu beginnen, damit sich Mimik-Falten gar nicht erst eingraben können. Da die Wirkung von Botox nur drei bis vier, im besten Fall bis neun Monate anhält, ist das Nervengift-Spritzen für die Anbieter allemal ein äußerst profitables Geschäft. Die Kunden, an ihr faltenloses Gesicht gewöhnt, kommen fast garantiert alle drei bis sechs Monate wieder. Und müssen jedes Mal 300 bis 600 Euro für die neue Spritze auf den

Tisch legen. Das nennt man rechtzeitige Stammkunden-Lukrierung!

Es stimmt: Die Dosis, die man zur Faltenglättung braucht, ist gering. Noch ist niemand an einer ästhetischen Botoxbehandlung gestorben. Doch über Langzeitwirkungen einer ständigen geringen Giftzufuhr auf den menschlichen Körper weiß man nichts Genaues.

Dass bleibende Schäden bei Jahrzehnte langem Dauergebrauch tatsächlich ausgeschlossen sind, kann heute niemand sagen. Denn Botox ist erst seit 30 Jahren im medizinischen Einsatz, und erst seit rund zwanzig Jahren wird es auch kosmetisch als Antifaltenmittel eingesetzt.

Menschen, die sich Botox spritzen lassen, nehmen genau genommen an einem großen Menschenversuch teil.

Dazu kommt noch, dass Botox das Gesicht seiner natürlichen Mimik und Ausdruckskraft beraubt. Wütend hochgezogene Augenbrauen sind nach einer Botox-Glättung der Stirn nicht mehr möglich. Das Abspritzen der Querfalten auf der Stirn kann bewirken, dass sich die Brauenmuskeln entspannen. Dies kann einen finsteren Gesichtsausdruck zur Folge haben. Der Hebemuskel der Augenlider kann geschwächt werden. Auch die Schweißproduktion wird durch die Behandlung gestoppt, daher wird Botox ja auch medizinisch bei übermäßigem Schwitzen der Achselhöhlen oder Hände eingesetzt.

Eine amerikanische Untersuchung hat gezeigt, dass ein großes Risiko besteht, dass sich nach einer Botoxspritze an anderen Stellen Falten bilden. Denn Botox legt bestimmte Muskeln lahm und die Mimik verlagert sich daher auf andere nahe gelegene Muskeln.

In Amerika nennt man die Opfer von verunglückten Faltenbehandlungen „Botox-Babes“, die nicht mehr lachen können, denen der Speichel aus lahm gelegten Mundwinkeln läuft und die aussehen, als hätten sie eine Maske auf.

Zum Nachdenken noch eine interessante Studie aus der Hirnforschung: Der Münchner Neurologe Bernhard Haslinger hat letztes Jahr den Einfluss der Mimik auf die Emotionsverarbeitung im Gehirn untersucht. Bei 38 Versuchspersonen wurde mit Hilfe funktioneller Magnet-Resonanz-Tomographie die Gehirnfunktion getestet, vor und nach einer Botoxbehandlung der Zornesfalte. Das Ergebnis: Nach der Faltenglättung war die Funktion der linken Amygdala, jene für die Verarbeitung von Emotionen zuständige Gehirnregion, deutlich verringert. Die gelähmten Signale der Gesichtsmuskulatur hinterlassen also Spuren im Gehirn! Da Menschen häufig unbewusst die Gesichtsausdrücke ihres Gegenübers imitieren, könnten Botox-Spritzen auch die Kommunikation mit anderen Menschen negativ beeinflussen, wie der Duisburger Wissenschafter Walter Schmitz herausfand. Das faltenlose Gesicht wirkt irgendwie ausdruckslos und unbeteiligt.

Das bemerken auch Hollywood-Regisseure wie Martin Scorsese, der seit Jahren beklagt, dass es auf Grund des grassierenden Botoxwahns kaum noch eine Schauspielerin gibt, die so richtig wütend aussehen kann.

## Bauch, Bein und Po: Weg mit dem Fett!

Der Sommer rückt die Horrorvision fast aller Frauen in den Blickpunkt: Cellulite! Seit die Zeitschrift „Vogue" 1973 den Begriff „Cellulite" erfand, ist etwas bis dahin völlig Normales plötzlich zu einer mysteriösen Krankheit geworden, an der Millionen Frauen leiden: Körperfett an Oberschenkeln und Po, das nun einmal zu Unebenheiten im Gewebe führen kann (und dem Künstler wie Rubens einst mit farbenprächtigen Malereien nahezu huldigten!).

Doch alle Jahre wieder scheint es endlich eine „Heilung“ zu geben: Immer neue Anti-Cellulite Cremen kommen auf dem Markt, die rasche Glättung der lästigen Dellen versprechen, mit wunderbar klingenden Ingredienzien zur Fettauflösung und Hautstraffung wie Koffein, L-Carnintin oder Retinol – daher kosten sie auch das Doppelte bis Zehnfache normaler Körpercremen.

Die Deutsche Stiftung Warentest hat vor kurzem 300 Frauen zehn Anti-Cellulite-Produkte vier Wochen lang testen lassen, darunter auch ein Massageroller und ein Reizstromgerät. Alle haben versagt und keine sichtbare Verbesserung gebracht. Der einzige Effekt war eine etwas geschmeidigere, gepflegtere Haut, was jede gute Körperlotion auch bewirkt. Die Konsumentenschützer raten daher, das Geld lieber in gesunde Ernährung und Sport zu investieren, das hilft eher schwabbelige Hüften und Beine wieder in Form zu bringen.

Doch das hören viele nicht gerne, da anstrengend. Daher glauben Frauen nur allzu willig den vollmundigen Versprechungen der Werbung, die passive Behandlungen mit den abenteuerlichsten High-Geräten anpreist, die angeblich endgültig den Dellen und Speckröllchen den Garaus machen sollen. Jedes Jahr taucht etwas Neues auf dem Markt auf und wird begierig in den Medien gefeiert: Einige jüngste Beispiele aus Frauen- und Schönheitsmagazinen: Die „Cellu MG Lipomassage“ soll gegen Dellen und Fettdepots wirken, indem ein elastischer Spezialanzug mit elektronisch gesteuerten Präzisionsrollen die Problemzonen sanft durchwalkt und so die Haut strafft, den Lymphfluss verbessert und den Stoffwechsel aktiviert. Auch „MedContour Caviation“ mit Ultraschall und Vakuumfunktion verspricht, Fettdepots an Bauch, Oberschenkeln und Po ohne Schmerzen abzubauen. Eine Vakuumpumpe saugt das Gewebe an, niederfrequenter Ultraschall lässt Fettzellen zerplatzen. Beim „Liposmoothing“ wird ein Medikamentencocktail in die Haut gespritzt und mit Radiowellen, Infrarot und Vakuum sollen dann die Fettzellen schmelzen. „VelaShape“ kombiniert Radiofrequenz, Infrarot und Vakuummassage und soll so Fettzellen schmelzen, das Gewebe straffen und die Durchblutung ankurbeln. Bei der „Carboxy Therapie“ wird Kohlendioxid über eine 0,3 mm dünne Nadel in die Haut eingeführt. Es breitet sich von der Injektionsstelle in das umgebende Gewebe aus, beseitigt mechanisch Fettzellen und hat einen stark gefäßerweiternden Effekt, stärkere Durchblutung, mehr Sauerstoff, weniger Fettzellen, festeres Gewebe. Oder fast schon ein alter Hut, und von der amerikanischen Gesundheitsbehörde FDA als Cellulite Behandlung anerkannt, ist „Endermologie – eine Vakuum-Saugmassage, die Durchblutung steigert, das Bindegewebe kräftigt und den Lymphfluss anregt“.

Bei all diesen utopisch anmutenden und meist sehr teuren Behandlungen sind natürlich immer regelmäßige Wiederholungen nötig, meist im Wochen-Rhythmus. Und die sollen mit fettarmer gesunder Ernährung, ausreichend Bewegung und viel Flüssigkeitszufuhr kombiniert werden. Das haben wir doch schon mal gehört!

Die Hautärztin Sanja Schuller-Petrovic kommentiert dies so: „Das sind teure Geräte, die sich amortisieren müssen.“ Was sie können, ist oft kurzfristig ein leichtes Lymphödem zu bewirken, das zu einer oberflächliche Glättung der Haut führt. Daher müssen die Behandlungen auch ständig wiederholt werden – sehr günstig für das Konto des Anbieters. Schuller-Petrovic rät, Problemzonen täglich mit einer Noppenbürste zu massieren – das bringt genauso viel und kostet fast nichts. Ihr Resümee: „Die Cellulite ist leider ein nach wie vor ungelöstes Problem!“

Angesichts dieses Überangebots an High-Tech-Behandlungen zur Straffung schlaffer Oberschenkel, zur Glättung von Cellulite-Dellen, zum gezielten Abbau von Kugelbauch und Reithosen-Speck wundert es beim Besuch im öffentlichen Schwimmbad schon, dass es sichtlich den meisten Frauen leider nicht gelungen ist „Bikinifit in den Sommer“ zu gehen. Ist es wirklich nur mangelnde Zeit und Geld für die meist teuren „Wunder-Therapien“?

Für das ORF Konsumentenmagazin „Konkret“ probierten zwei Testpersonen, eine Frau und ein Mann, eine „brandneue Ultraschalltechnologie aus den USA“ aus, die laut Versprechung der Hautärztin Fettzellen an hartnäckigen Problemzonen dauerhaft reduzieren soll. Bei „Liposonix“ wird gebündelter thermischer Ultraschall über die Haut direkt in das Fettgewebe gebracht und soll dort Fettzellen schmelzen.

Die tapferen Versuchskandidaten mussten dafür stechende Schmerzen, ähnlich kleinen Nadelstichen aushalten und hatten nach einer Woche blaue Flecken, angeblich ein gutes Zeichen dafür, dass das Gewebe vernarbt und sich strafft. Ob das Fett tatsächlich weggeschmolzen ist, soll eine Kontrolle drei Monate später zeigen.

Doch beim Nachmessen hatte die Dame sogar fast drei Zentimeter zugelegt, beim Herrn war es nur ein knapper Zentimeter weniger Umfang, das kann auch ein mehr gespanntes Maßband sein.

Die beiden abnehmwilligen Versuchskandidaten gaben nicht auf und nahmen für „Konkret“ noch ein weiteres Verfahren am eigenen Leib unter die Lupe, auf das angeblich auch Hollywood Stars schwören: „Wrap and Roll“ verspricht bereits nach der ersten Behandlung, Cellulite sichtbar zu verringern, den Po zu heben und Six Packs zu zaubern. Der Körper wird dabei mit Baumwoll-Bandagen, die mit einer osmotischen Mineralienlösung getränkt sind, straff eingewickelt wie bei einer Mumie. Die Mixtur soll die Fettzellen aufbrechen und Elastinbildung anregen. Dazu müssen die beiden Testkandidaten eine Stunde lang auf dem Laufband schwitzen. Und verlieren dabei natürlich Schweiß und angeblich auch Giftstoffe und Schlacken, die verflüssigtes Fett enthalten, was ein interviewter Hormonexperte allerdings stark bezweifelt.

Interessant ist auch, dass so manche Wundertherapie, die eine Zeit lang total boomt, nach wenigen Jahren kaum noch angeboten und nachgefragt wird. Ein Beispiel: Die Fett-Weg-Spritze.

Sie enthält einen Wirkstoff aus Sojabohnen, der seit vielen Jahren zur Auflösung von Fett im Blut zugelassen ist. Seit eine brasilianische Hautärztin damit Tränensäcke verkleinerte und dies in einer medizinischen Zeitschrift publizierte, wurde das Anti-Fettembolie-Medikament plötzlich als „Fett-Weg-Spritze“ entdeckt.

Das Angebot klang verlockend: Störende Fettpölsterchen verschwinden mit Nadelstichen – ohne entbehrungsreiche Diät, anstrengenden Sport oder Operation.

Anwender – meist Praktische Ärzte, Dermatologen und Gynäkologen – feierten die Fett-Weg-Spritze als sanfte Alternative zur operativen Fettabsaugung und präsentierten zufriedene Patienten, die deutlich an Umfang verloren hatten. Dagegen wetterten vor allem Plastische Chirurgen, die warnten, dass die chemische Auflösung des Fetts zu unkontrollierter Narbenbildung, Nekrosen und hässlichen Verhärtungen und Dellen unter der Haut führen kann.

Für meinen Fernsehbeitrag für die ehemalige ORF Sendung „Modern Times“ nahm vor einigen Jahren die Fettabsaug-Expertin Sanja Schuller-Petrovic die Wirkung der angeblichen Wunder-Spritze genau unter die Lupe. Die Hautärztin spritzte die fettauflösende Substanz in Lipome, gutartige Fettgeschwülste unter der Haut, die sie anschließend chirurgisch entfernte und zur genauen Untersuchung ins Labor brachte. Die Ärztin war skeptisch und erwartete eigentlich keine Wirkung der Spritze. Doch die histologische Analyse unter dem Mikroskop zeigte, dass tatsächlich Fettzellen zugrunde gegangen waren. Sie hinterließen große Löcher, die von Entzündungszellen umgeben waren. Es zeigte sich narbig verändertes Gewebe und erste Spuren von Verkalkungen.

Selbst verblüfft über das Ergebnis initiierte Schuller-Petrovic eine kontrollierte wissenschaftliche Studie. Sie spritze die Fett-Weg-Spritze in das Unterhautfettgewebe von 24 Ratten. Die Untersuchung bestätigte das Ergebnis der ersten Tests – zerstörte Fettzellen und Löcher. Aber es wurde auch Muskelgewebe zerstört und Blutgefäße wurden geschädigt. Diese entzündlichen Reaktionen können zu Zysten, Vernarbungen und verhärtetem Gewebe führen. Je höher die Dosierung, desto massiver war der Zelltod. Besonders interessant: Es war gar nicht der Soja-Wirkstoff, der das Gewebe auflöste, sondern das Lösungsmittel Gallensäure, das alleine getestet die identischen Veränderungen im Gewebe hervorrief. Die Forscher analysierten auch das Blut der Versuchstiere. Das Ergebnis: Nach vier Wochen waren Leber- und Blutfettwerte der Ratten um das Zwei- bis Dreifache angestiegen – das könnte Leberschäden verursachen.

Die Studie wurde publiziert und verursachte einigen Medienwirbel. Der bereits vergessen scheint. Denn die „sanfte" Alternative zur Fettabsaugung wird immer noch von einigen Ärzten angeboten, als „off label" Therapie. Denn zugelassen ist das Medikament nach wie vor nur zur Vorbeugung von Fettembolien.

## Cura Romana – Renaissance einer längst vergessenen Wunderkur

Diäten gibt es wie Sand am Meer! Ob man nun mit Trennkost, Glyx-Diät oder einer anderen Trend-Diät abspeckt – jeder der es ausprobiert erlebt es: Die Gewichtsabnahme ist zumeist nur kurzfristig. Denn bei jeder Radikaldiät reagiert der Körper wie bei einer Hungerperiode und schaltet auf Notbetrieb um. Wenn man wieder mehr isst, schlägt es besonders leicht an – der berühmte „JoJo-Effekt“! Außerdem haben viele Frauen den Eindruck, dass sie nur im Gesicht und am Busen abnehmen, während lästige Fettpolster an Bauch, Gesäß und Oberschenkeln, den „Problemzonen“, hartnäckig bleiben und selbst mit intensivsten „Bauch-Bein-Po-Übungen“ im Fitnessstudio nicht wegzukriegen sind.

Doch dafür gibt es jetzt eine Lösung, wenn man den vielversprechenden Inseraten mancher Ärzte glaubt. Die „HCG-Kur“ soll gezieltes Abnehmen an den Problemzonen ermöglichen. Dabei spritzt sich der Kurende winzige Dosen des Hormons HCG in die Haut. Dieses Hormon, das „Humane Choriongonadotropin“ wird nur während der Schwangerschaft in der Plazenta produziert. Es ist auch jenes Hormon, dass bei einem Schwangerschafts-Test im Harn nachgewiesen wird. HCG wird normalerweise bei einer künstlichen Befruchtung zur Auslösung des Eisprungs eingesetzt. Es fördert beim Mann die Produktion von Testosteron und bei der Frau von Östrogen und besonders Progesteron.

Zusätzlich zu den HCG-Spritzen muss der Abnehmwillige allerdings auch sechs bis acht Wochen lang ganz konsequent eine sehr strenge, eiweißreiche, fett- und zuckerlose Diät nach genauem Schema einhalten, mit nur 500 kcal Energiezufuhr pro Tag. Und er muss mindestens drei Liter Wasser am Tag trinken. So soll er 7–15 Kilo in acht Wochen verlieren, mit Hilfe des Hormons genau an den richtigen Stellen. Soweit die vollmundigen Versprechungen auf den Webseiten und Inseraten heimischer „Schönheits-Experten".

Studien zeigen und belegen die Effektivität dieser Methode, behauptet ein Wiener Gynäkologe auf der ausführlichen Website seines Privatinstituts für Hormon- und Anti-Aging Behandlungen. Die Spritzen sollen einen ähnlichen Effekt haben wie Mangelernährung in der Schwangerschaft. Denn das diätresistente Depotfett an den Problemzonen dient dem Körper im Bedarfsfall zur Energiegewinnung während der Schwangerschaft und kurz nach der Geburt.

Die Wunderspritze soll genau jene Fettpolster auflösen, die viele ärgern, an Hüften Bauch und Beinen, ohne dass auch der Busen schrumpft und das Gesicht hager wird.

Auch die Cellulite soll sich verbessern und die Haut glatter werden. Außerdem soll das Hormon stimmungsaufhellend wirken, den Heißhunger dämpfen und dem Kurenden Kraft und Energie schenken. Und: Das Schwangerschaftshormon funktioniert interessanterweise auch bei Männern, die keine Angst haben müssen vor Hormon-Nebenwirkungen wie unnötigem Brustwachstum und Potenzschwäche. Auch bei Frauen soll das Hormon völlig nebenwirkungsfrei sein. Im Beipacktext erwähnte Nebenwirkungen wie Hautausschläge, Kopfschmerzen, Ödeme oder Beeinflussung des weiblichen Zyklus werden weggewischt mit dem Argument, dass die Hormonspritze zur Behandlung von Unfruchtbarkeit in achtzigfacher Dosierung gespritzt wird.

Recherchiert man allerdings ein wenig genauer, kommt man darauf, dass die „neue HCG-Kur" eigentlich ein uralter Hut ist.

1954 beschrieb der britische Arzt A. Simeons erstmals

die positiven Effekte des Schwangerschaftshormons auf die Gewichtsabnahme an Problemzonen. Die Kur wurde als „Cura Romana" berühmt, weil italienische Promis und Künstler wie der Schauspieler Marcello Mastroianni auf die Abnehm-Spritze schwörten.

Dann nahm die Wissenschaft die „Cura Romana" genauer unter die Lupe. Eine heute noch zitierte positive Studie von 1973 wurde 1976 widerlegt. 1990 wurde von Wissenschaftern der Universität Stellenbosch eine placebo-kontrollierte Doppelblind-Studie mit vierzig Frauen veröffentlicht. Sie zeigte, dass bei einer 500 kcal-Diät und täglichen Injektionen die Frauen zwar abnahmen, aber keinerlei Unterschied war zwischen dem Spritzen des Schwangerschafts-Hormons und Salzlösung als Scheinpräparat. 1995 fasste dann eine holländische Meta-Analyse die Ergebnisse von 24 Studien zusammen. Alle zeigten keinen Effekt des Hormons auf Gewichtsverlust, Hungerkontrolle und Wohlbefinden. Neuere Studien findet man in der „Medline", der Datenbank medizinischer Publikationen, keine mehr. Die seriösen Forscher hörten anscheinend auf, sich mit dieser Abnehmmethode zu beschäftigen. Die amerikanische Gesundheitsbehörde FDA zwang den Hersteller im Beipackzettel den Vermerk anzubringen: Diese Medikament ist zur Gewichtsabnahme ungeeignet. Es hat keine Wirkung auf gezielten Fettabbau an Problemzonen, Dämpfung des Hungergefühls oder Stimmungsaufhellung.

Die „Cura Romana" geriet in Vergessenheit.

Bis vor kurzem, wo sie jetzt interessanterweise bei österreichischen Gynäkologen und Schönheits-Kliniken plötzlich eine wahre Renaissance erlebt.

Eine Wiener Schönheitsklinik verlangt für die Fettweg-Kur 1 300 Euro, inkludiert sind Blutabnahme, zwei Arzt-Besuche, zweimal die Woche HCG-Spritzen und ein

Ernährungsplan. Ein anderer Wiener Gynäkologe verlangt 800 Euro für eine fünf Wochen Kur. In Graz ist die „HCG-Kur" bereits um 400 Euro zu haben. Und im Internet noch etwas günstiger, doch immer noch mit erklecklichen Gewinnspannen. Denn das Medikament Pregnyl, das für die künstliche Befruchtung zugelassen ist, kostet bei einer Packung mit drei Ampullen zu 5000 Einheiten rund 23 Euro. Für den Fettabbau werden Spritzen mit 120 Einheiten empfohlen, die bei der klassischen „Cura Romana" täglich oder nach Empfehlung des Arztes auch nur zwei- bis dreimal wöchentlich unter die Haut gespritzt werden.

Damit der Erfolg des Abspeckens auch bleibt, sollte die HCG-Kur am Beginn einer Lifestyle-Änderung stehen, für die ihre Anbieter natürlich auch professionelle Beratung anbieten – für ein weiteres stolzes Sümmchen. Womit wir wieder beim Thema sind, auch wenn man es nicht mehr hören kann: Ausreichend Bewegung und gesunde Ernährung sind der einzige Weg, dauerhaft schlank zu bleiben.

## Die Suche nach dem Jungbrunnen – Zwischen Scharlatanen und Abzockern

Dank dem Fortschritt in der Hygiene und in der Medizin hat sich die Lebenserwartung der Menschen in reichen Industrieländern seit Anfang des zwanzigsten Jahrhunderts nahezu verdoppelt. Jeder will alt werden, doch keiner will alt sein. Anfang der neunziger Jahre entstand in den USA die „Anti-Aging" Bewegung und schwappte mit einiger Verspätung nach Europa über. Altern wurde zur Krankheit, die besiegt werden muss. „Länger leben, später altern!" „Für immer jung!" „Gesünder, jünger, frischer!" So lauten die Heilversprechen der „Anti-Aging-Apposteln".

Plötzlich gilt jeder Mensch ab 30 als Patient. Zwei Drittel des Lebens ein einziges ständig fortschreitendes Siechtum: welch ein Markt! Auf den immer mehr Praktische Ärzte, Urologen, Gynäkologen, Dermatologen aufspringen. Doch der Traum von der ewigen Jugend hat sich bisher noch nicht erfüllt. Wie ein Test des Vereins für Konsumenteninformation kürzlich zeigte, verjüngen die vielen frei verkäuflichen Anti-Aging-Präparate aus Apotheke und Drogeriemarkt höchstens den Geldbeutel. Demnach seien angepriesene Nahrungsergänzungsmittel wie Vitamine, Enzyme, Mineralstoffe und Spurenelemente nahezu nutzlos und können weder das Altern aufhalten noch Krankheiten lindern. Im Gegenteil: Bei gleichzeitiger Einnahme mit Medikamenten können Nebenwirkungen nicht ausgeschlossen werden, warnen die Konsumentenschützer. Der beste Weg, um jung und gesund zu bleiben führe immer noch über gesunde Ernährung und viel Bewegung, resümiert der Verein für Konsumenteninformation.

Damit kann man allerdings wenig Geld verdienen. Als beliebter, aber umstrittener Jungbrunnen gilt Hormonersatz. Die Hormon-Alterstheorie beruht darauf, dass etwa ab dem 30. Lebensjahr allmählich die Produktion von Hormonen wie Östrogen, Progesteron, Testosteron, DHEA, Wachstumshormon und Melatonin abnimmt. Darin sehen manche Anti-Alter-Ärzte den Ursprung aller Altersprobleme wie Falten, Elastizitätsverlust der Haut, Muskelabbau und Schwäche. Das Wiederauffüllen dieser im Alter langsam versiegenden Hormone soll neues Feuer in morschen Knochen, schlaffen Muskeln und lahmen Lenden entfachen. Soweit die Theorie.

Die längsten Erfahrungen hat man dabei mit den weiblichen Hormonen Östrogen und Progesteron. Jahrzehnte lang verschrieben österreichische, deutsche und amerikanische Gynäkologen massenhaft Frauen nach der Menopause weibliche Hormone, nicht nur um Wechselbeschwerden wie Wallungen, Schlafstörungen und Depressionen zu lindern, sondern auch um altersabhängige Erkrankungen wie Osteoporose, Herzinfarkt, Schlaganfall und Alzheimer vorzubeugen. Inoffiziell wurden Frauen auch mit dem Anti-Aging-Effekt des Hormon-Ersatzes gelockt: glattere Haut, keine Trockenheit der Schleimhäute, mehr Lust auf Sex und Verzögerung des Alterns.

Als die ersten Studien eine erhöhte Brustkrebsrate bei hormonbehandelten Frauen beobachteten, wurden diese Daten von den Befürwortern des Hormonersatzes noch vehement angezweifelt. Doch dann hat die WHI Studie, die „Women's Health Initiative Study" den Glauben an den Jungbrunnen Hormone nachhaltig erschüttert. Die amerikanische Untersuchung von mehr als 16 000 gesunden Frauen wurde vorzeitig abgebrochen. Die Theorie war: Da Frauen vor der Menopause vor Herzinfarkt geschützt sind, wäre es logisch, dass ein Hormonersatz nach dem Wechsel sie weiter schützt. Doch genau das Gegenteil war der Fall: Die hormonbehandelten Frauen hatten sogar fast ein Drittel mehr Herzinfarkte und auch um 40 Prozent mehr Schlaganfälle. Die WHI Studie bestätigte auch, dass das Brustkrebsrisiko um ein Viertel erhöht ist.

Heute wird empfohlen, weibliche Hormone nur noch direkt nach dem Wechsel und bei starken Beschwerden so kurz wie möglich zu verschreiben, unter genauer Abschätzung des Kosten-Nutzen-Risikos. Die ersten Ergebnisse derzeit laufender Studien weisen darauf hin, dass nur Frauen unmittelbar nach der Menopause, die keine Gefäßverkalkung haben, von der Hormonersatztherapie profitieren. Ab etwa 55 richten die Hormone mehr Schaden als Nutzen an.

Während des Höhepunkts des Östrogen-Hypes vor ein paar Jahren entdeckten geschäftstüchtige Ärzte, interessanterweise neben Andrologen auch Gynäkologen die Wechsel-Jahre des alternden Mannes als Pendent zur Menopause der Frau. Midlifekrisen geschüttelten Herrn wurde versprochen, mit Ersatz des versiegenden männlichen Hormons Testosteron durch Spritzen, Pflaster oder Salben neue sexuelle Kraft, stärkere Muskeln und Fettverlust zu erzielen. Der wissenschaftliche Beweis dieser These war eher dürftig.

So zeigte eine amerikanische Doppelblind-Studie mit fast 240 Männern zwischen 60 und 80, dass nach sechs Monaten bei den Versuchspersonen mit der Testosteron-Gabe im Vergleich zur Placebo-Gruppe zwar die Muskelmasse zu und die Fettmasse abgenommen hat, allerdings ohne Wirkung auf Muskelkraft, Beweglichkeit, Hirnleistung und Knochendichte. Außerdem traten bei den behandelten Männern auch mehr Diabetes-Vorstufen auf. Testosteron macht weder jünger noch klüger, so das Fazit. Die Libido wird zwar angeregt, aber nicht die Potenz. Mit dem Ergebnis: Die Männer wollen noch mehr, und können erst nicht!

Auch andere eine Zeit lang heftigst beworbene Modehormone wie das Melatonin aus der Zirbeldrüse und DHEA, ein Vorläufer der Sexualhormone konnten die versprochene Anti-Aging Wirkung in kontrollierten Studien nicht beweisen. Es zeigte sich aber, dass sie das Risiko für Leberschäden, Krebs und Herzinfarkt erhöhen. Vielleicht ist ein niedriger Hormonspiegel im Alter ja auch von zentraler Funktion!

Immer noch heiß diskutiert als Jungbrunnen ist das Wachstumshormon (HGH – Human Growth Hormon), das in der Hypophyse, der Hirnanhangsdrüse produziert wird. Es lässt Knochen und Organe von Kindern und Jugendlichen wachsen. Beim Erwachsenen reguliert es Muskelwachstum und Fettaufbau. Im Alter nimmt die Bildung der Wachstumshormone alle zehn Jahre um etwa 15 Prozent ab.

Seit menschliches Wachstumshormon gentechnisch hergestellt werden kann, ist es als teures verbotenes Dopingmittel im Spitzensport im Einsatz, wo es Athleten helfen soll, Muskeln auf- und Fett abzubauen. Das soll auch beim alternden Nicht-Sportler funktionieren.

So verspricht ein Gynäkologe auf der ausführlichen Website seines Instituts durch eine mehrwöchige mehrere tausend Euro teure ein- bis zweimal jährliche „Wachstumshormon-Kur" ein „Resetting" des Körpers, eine Regeneration der Körperfunktionen und Organe, Fettabbau, Muskelaufbau, Verjüngung der Haut, mehr Antrieb, bessere Konzentrationsfähigkeit und mehr Lust auf Sex (und auch die Kraft dazu).

Der Hormonforscher Anton Luger bestätigt, dass Wachstumshormonspritzen tatsächlich „lipolytisch" wirken, das heißt, es wird mehr Fett verbrannt, die Haut speichert mehr Wasser und wird daher dicker und schöner, auch Muskeln werden aufgebaut.

Doch selbst bei geringer Überdosierung kann HGH Nebenwirkungen wie Wassereinlagerungen, erhöhten Blutdruck, Gelenkschmerzen, Karpaltunnelsyndrom oder Störungen des Zuckerstoffwechsels auslösen.

Wachstumshormon lässt Zellen wachsen, auch Brustzellen bei Männern! Und es besteht die Gefahr, dass durch den Wachstumseffekt auf alle Zellen schlummernde Tumore durch das Hormon quasi aufgeweckt werden und schneller wachsen. Der vermeintliche Jungbrunnen könnte so das Leben nicht verlängern, sondern verkürzen, warnt der Endokrinologe.

„Alle Überlegungen, dass dieses Hormon krebsfördernd sein könnte, haben sich in der klinischen Praxis nicht bestätigt" kontert der Gynäkologe auf seiner Website. Im Gegenteil: Wissenschaftliche Ergebnisse belegen angeblich, dass das Wachstumshormon das Immunsystem stark anregt und so vor Krebs sogar schützt!

„Hier werden Ergebnisse von Studien an Kranken, denen die Hormone fehlen auf gesunde ältere Menschen übertragen" kritisiert Anton Luger. Er verschreibt Wachstumshormon nur Kindern und Jugendlichen mit Wachstumsstörungen oder Patienten, deren Hypophyse wegen eines Tumors entfernt werden musste. Nur für diese Indikationen ist das gentechnisch hergestellte Präparat auch zugelassen. Zu Anti-Aging Zwecken ist ein Wachstumshormon ein „off-label" Einsatz, das heißt, es ist dafür nicht zugelassen und wird auch nicht von der Krankenkassa gezahlt, der Arzt kann das mehrere tausend Euro teure Medikament allerdings privat verschreiben.

Außerdem, erklärt Luger, haben große epidemiologische Studien gezeigt, dass bei gesunden Menschen, bei denen der Wachstumshormon-Spiegel im oberen Viertel und Fünftel des noch gesunden Referenz-Bereichs liegt, häufiger Darm-, Brust und Prostatakrebs entsteht.

Was sagt eigentlich die Wissenschaft? Der Hype um das Wachstumshormon begann 1990, als der amerikanische Arzt Daniel Rudman zwölf gesunden Männern zwischen 61 und 73 ein halbes Jahr lang dreimal die Woche Wachstumshormone spritzte. Das Ergebnis, das Rudman im renommierten „New English Journal of Medicine" publizierte, war eine Muskel-Fett-Umverteilung. Die Männer hatten durchschnittlich 3,7 Kilo mehr Muskeln, bei 2,4 kg weniger Fett. Auch die Knochendichte stieg an. Selten erwähnt wird von Befürwortern der Therapie allerdings die Fortsetzung der Rudman-Studie mit fünfzig Männern, die ein Jahr lang weiter die Hormone bekamen. Doch 27 der Versuchspersonen beendeten die Studie vorzeitig wegen schwerer Nebenwirkungen wie Karpaltunnelsyndrom, das sind taube, angeschwollene Finger, männlichem Brustwachstum und Zuckerkrankheit. Enttäuschend war auch, dass trotz mehr Muskeln kein Kraftzuwachs zu beobachten war.

Unter Studienbedingungen sind weltweit erst 200 gesunde ältere Menschen mit Wachstumshormonen behandelt worden, die längste Studie dauerte zwölf Monate, man weiß daher nichts über Langzeitwirkungen. Dass Wachstumshormongabe unschädlich ist, ist nicht bewiesen.

Hormon-Experten wie der Kölner Endokrinologe Friedrich Jockenhövel bezeichnen daher den Anti-Aging Einsatz von Wachstumshormonen als „eine Mischung von Scharlatanerie und Abzockerei".

Jedenfalls sind Wachstumshormone ein gigantischer Markt. Die amerikanische Endokrinologin Mary Lee Vance vermutet, dass dreißig Prozent des verkauften Wachstumshormons auf dem Grauen Markt für nicht erlaubte Indikationen landen, also für Anti-Aging und Doping von Sportlern. Mary Lee Vance schätzt, dass alleine 20 000 bis 30 000 ältere Amerikaner sich den angeblichen Jungbrunnen spritzen. Das wären bei jährlichen Kosten von rund 8 000 Euro für das Hormon immerhin 240 Millionen Euro Umsatz. Dazu kommen noch Kosten für die Hormondiagnostik – ein gutes Körberlgeld für die Ärzte! Am Grunde des Jungbrunnens sprudelt die Profitquelle.

Die vollmundigen Versprechungen der Anti-Aging-Aposteln halten nicht und manche Substanzen können ernste Nebenwirkungen haben, warnten gleich 51 der international bekanntesten Altersforscher in der Wissenschaftszeitschrift „Scientific American". Die Experten publizierten unter dem Titel „The Truth about Human Aging – die Wahrheit über das menschliche Altern" ein Positionspapier, das zusammengefasst zeigt, dass nach allen wissenschaftlichen Erkenntnissen keine einzige heute propagierte Anti-Aging-Therapie das Altern tatsächlich verlangsamen, aufhalten oder gar rückgängig machen kann. Schlimmer noch: Manche der angepriesenen Methoden können gefährlich sein.

Die Wissenschafter beklagen auch, dass diese irreleitende Vermarktung nicht nur Geldverschwendung sei, sondern auch die Information der Öffentlichkeit über seriöse Altersforschung erschwere, deren Ziel nicht sei, das Leben zu verlängern, sondern die Dauer des gesunden Lebens auszudehnen.

## Nur für mich …

Fragt man Frauen und Männer, für wen sie sich schön machen, lautet die Antwort fast immer: „Ich mach das nur für mich selbst!" Egal ob Diät, Sport, Friseurbesuch, Brustvergrößerung, Fettabsaugung oder Vagina-Verjüngung: „Nur für mich!" Das ist auch die häufigste Begründung, die Schönheitschirurgen von ihren Klienten hören – und auch glauben wollen.

Manipulationen am Körper werden als rein subjektive, individuelle, private, nicht außengelenkte Angelegenheit souveräner, handlungsrationaler, freier und selbstbewusster Menschen dargestellt.

Denn wer nicht für sich entscheidet, sondern etwas für andere tut, gerät schnell in den Verdacht, ein Opfer zu sein, das nicht selbstbewusst autonom handelt. Das hat ein negatives Image.

Tatsächlich stimmt es, dass künftige Kunden von Schönheits-Chirurgen in der Regel kaum äußeren Druck verspüren – weder vom Partner, noch von der Familie oder von Freunden. Im Gegenteil – diese versuchen häufig, dem Betroffenen den Beautyeingriff auszureden, nach dem Motto: „Du bist eh schön! Du gefällst mir, so wie Du bist!"

Doch die Frauen (und Männer) bestehen darauf, ihren Körper oder ihr Gesicht nach ihren Wünschen umzugestalten, angeblich nicht um anderen zu gefallen, sondern um sich wohler und selbstsicherer zu fühlen und so glücklicher und erfolgreicher zu werden.

Das wichtigste Motiv für Schönheitsoperationen ist meist Normalisierung. Menschen, die ein auffälliges Körpermerkmal haben, etwa eine besonders große Nase, abstehende Segelohren, fast gar keine Brüste oder Riesenbrüste, wollen „normal" sein und nicht mehr auffallen. Interessant ist, dass der gehasste Makel, der das Selbstbild so sehr stört, dass man sich sogar unters Messer legen will, oft von anderen Menschen gar nicht wahrgenommen wird. Wenn der Schönheitschirurg in seiner Position als Fachmann und Gutachter dann diesen Mangel bestätigt, erhält er den Charakter von Objektivität.

In der Schönheitsoperation sehen Betroffene die Möglichkeit einer Befreiung von einem jahrelangen Leiden. Schönheitschirurgie wird zur „Psychotherapie mit dem Skalpell". Das Skalpell zerstört den Körper, um die Seele zu heilen und Identität wieder herzustellen.

Die Schönheitsindustrie vermarktet heute Produkte und Dienstleistungen mit dem Argument der Natürlichkeit. Schönheitschirurgen betonen, das Ergebnis ihrer Arbeit soll möglichst natürlich wirken, sie verändern nach den individuellen Wünschen der KundInnen, die dem eigenen Typ treu bleiben sollen und ihre natürliche Individualität nicht verändern soll, wie die Webseite eines Münchner Schönheitschirurgen verrät.

Menschen wollen sich nicht gerne als Sklaven des Schönheitsideals sehen. Der Körper soll das wahre Selbst spiegeln. Und das erhöht sogar noch den Stress mit der Schönheit.

Denn es ist noch aufwendiger, Verschönerungen zu

machen, diese aber unsichtbar zu halten. Schönheitsoperationen werden immer noch häufig verleugnet. So verklagte die Schauspielerin Sharon Stone einen Schönheitschirurgen, der behauptet hatte, er hätte sie operiert. Der ehemalige deutsche Bundeskanzler Gerhart Schröder verklagte eine Nachrichtenagentur, die schrieb, seine Schläfen seien gefärbt. Anscheinend befürchtete er, dass seine Wähler glauben: Wer körperlich etwas vortäuscht, dem kann man wohl auch sonst nicht hundertprozentig trauen.

Doch schön langsam ist ein Wandel weg von der Heimlichtuerei hin zu einem offeneren Umgang mit Verschönerungen zu bemerken. Immer mehr Filmstars und Prominente wie Madonna oder David Hasselhof bekennen, sich regelmäßig Botox spritzen zu lassen. Immer mehr Promis stehen offen zu ihren Schönheitsoperationen. Die dänische Schauspielerin und Busenwunder Brigitte Nielsen ließ ihre komplette Rundumerneuerung – Falten weg, Bauch weg, Oberschenkel straffen, Lider heben, Busen stylen – von RTL filmen.

Auch in Österreich stehen manche Szene-Promis zu ihrer künstlichen Schönheit, wie die Ex-Unternehmersgattin Christina „Mausi" Lugner, die nach ihrer Brustvergrößerung nackt für ein Magazin possierte. Oder ihre Nachfolgerin Bettina „Hasi" Kofler, die sich Lippen und Brust mit Hyaluronsäure aufspritzen und das Ergebnis „vorher-nachher" auf Fotos festhalten ließ.

Auch wenn viele felsenfest davon überzeugt sind, nur für sich selbst ihr Gesicht oder ihren Körper verändern zu wollen, machen wir uns vor allem schön, weil wir soziale Anerkennung brauchen, betont Nina Degele in Paula-Irene Villas Beitragssammlung „Schön normal – Manipulationen am Körper als Technologien des Selbst". Für die Soziologin geht es bei der ganzen Schönheits(operations)-diskussion nicht um Schönheit und schon gar nicht um die Frage, was und wer schön oder hässlich ist oder was schön sein soll, sondern um Schönheitshandeln, das der Inszenierung der eigenen Außenwirkung dient, um Aufmerksamkeit zu erlangen und die eigene Identität zu sichern.

In ihrer Einleitung für den Sammelband schreibt Paula-Irene Villa, dass „die Arbeit am Selbst“ mitnichten eine individuelle Privatangelegenheit von freien Menschen sei, sondern eine Unterwerfung unter gnadenlose Normen bedeutet. „Denn: Woher kommen unsere Vorstellungen von uns selbst? Wie kommen wir zu bestimmten Wünschen, Hoffnungen, und Fantasien in Bezug auf unseren Körper? Woher stammen Urteile wie klein, groß, dick, dunkel, schwabbelig, gesund, fit, weiblich usw.? Und vor allem: Wer entscheidet wo und wie über das „Optimierungspotenzial“ dieser körperbezogenen Wahrnehmungen? Wann ist ein Bauch „zu“ dick? Wann ist ein Busen „zu“ klein? Ab wann ist das Leid so unerträglich, dass es legitim wird, sich ein Stück vom Körper etwa abzuschneiden?“ formuliert Paula-Irene Villa.

„Wer nicht mit kontrolliertem Essen sein Gewicht hält, auf Körperpflege achtet, jedes Körperhaar mit Pinzette, Rasierer und Wachs entfernt, mit Sport sich fit hält, gilt als nicht normal. Der Zeitgeist sagt es derzeit sogar schärfer: Wer sich nicht optimiert, wer nicht dauernd an der Verbesserung seines Körpers und damit seiner selbst arbeitet (hart arbeitet), verdient keine Anerkennung.“ Auf die Plastische Chirurgie angewendet: „Geht es dabei überhaupt (noch?) um Medizin oder (bereits?) um Lebensstil und Optimierung? Sind die betroffenen Menschen Patienten/innen oder Kunden/innen? Sind sie Opfer eines perversen „Körperkults“, der nur vordergründig etwas mit Schönheit zu tun hat, in Wirklichkeit aber auf die Zurichtung wettbewerbsfähiger Körper abzielt? Oder sind diejenigen, die sich etwa Zähne richten, Bauch straffen oder die Augenlider heben lassen besonders selbstbewusste und handlungsmächtige Personen, die ihren Körper selbst in die Hand nehmen und damit im besonderen Maße die moderne individuelle Autonomie in rationaler Absicht praktizieren? Frei nach Kant: Habe den Mut, Dich Deines Körpers zu bedienen."

Auch Waltraud Posch betont, dass Frauen, die auf Stöckelschuhen übers Kopfsteinpflaster wanken, sich vor dem Gang ins Schwimmbad die Haare epilieren oder vor einer Verabredung den Pickel im Gesicht mit Schminke abdecken, sozial handeln. Denn für sich selbst und ohne Blicke der anderen müsste man das alles nicht tun.

Sabine Maasen schreibt in demselben Band, dass Praktiken zur Korrektur und Verbesserung des menschlichen Körpers so alt sind wie die Menschheit selbst. Doch dienten sie früher religiösen, rituellen Zwecken oder Abwehr sozialer Stigmatisierung, wie die Korrektur der damals so bezeichneten „Judennase", ist es heute zu einer fragwürdigen Demokratisierung der Schönheit gekommen.

Die Normalisierung der Schönheitschirurgie wird durch die enge Nachbarschaft mit Diäten, Mode, Frisuren, Kosmetik und Fitness deutlich. Die vielfältigen Angebote der Konsumgesellschaft zur Durchsetzung des jugendlichen, schlanken Schönheitsideals suggerieren, dass sich heute theoretisch jeder den idealen Körper selbst erarbeiten kann – durch Modellieren mit Ernährung, Kosmetik, Fitness-Training und operativer Umformung – vorausgesetzt, er hat die nötige Zeit und das nötige Geld. Schönheit kann man kaufen und so den individuellen Marktwert erhöhen.

Appelliert wird an den mündigen Patienten oder besser Konsumenten, an die bewusste Entscheidung des Einzelnen, der unter Druck gerät: warum lässt Du Dir Deine schiefe Nase nicht operieren, die abstehenden Ohren anlegen, das Fett an den dicken Oberschenkeln absaugen, die Zornes-Falten wegspritzen? Ist die Auslöschung individualisierender Spuren, die jeden Körper, jedes Gesicht einzigartig machen wirklich frei gewähltes Schönheitshandeln, um seine Lebenschancen zu verbessern?

So schreibt auch die österreichische Autorin Elfriede Jelinek in „Ein Sportstück“: „Heute ist vom unvollkommenen Körper zu sagen, dass jeder selber schuld ist, wenn er ihn hat.“

## Schöner neuer Mann

„Alles, was ein Mann schöner ist als ein Aff´, ist ein Luxus!“ Dieser altbekannte Spruch von Fritz Torbergs Tante Jolesch hat in der heutigen Zeit ausgedient. Zwar wird der Großteil aller Schönheitsoperationen immer noch an Frauen vorgenommen. Zwar haben Männer nach wie vor ein positiveres Körpergefühl. Zwar machen sie trotz häufigerem Übergewicht seltener Diät als Frauen. Zwar definiert sich Männlichkeit immer noch vorwiegend über Leistung, Macht und Geld.

Doch die Werbung hat die Männerschönheit als neuen Markt entdeckt!

Kosmetikketten haben eigene Männer-Linien auf den Markt gebracht – in der Verpackung meist auffallend schlicht und kühl gehalten, um von den gestylten Produkten für Frauen abzugrenzen. Von der rund einen Milliarde Euro, die Österreicher für Kosmetikprodukte ausgeben, gehen immerhin 70 Millionen in die Männerkosmetik. Weil allerdings viele Männer nach wie vor Angst haben, als homosexuell zu gelten, wenn sie in ihren Badezimmern fast ebenso viele Tuben und Tiegel wie ihre Frauen stehen haben, hat die Schönheitsindustrie vor einigen Jahren den Begriff „Metrosexualität" geprägt, dessen bekanntester Protagonist der britische Fußballer und Frauenschwarm David Beckham ist.

Männer haben zum Teil andere Schönheitssorgen als Frauen, zum Beispiel den Haarausfall. Oft beginnt sich die Haarpracht schon in jungen Jahren zu lichten. Ein Schicksal, das nicht alle Männer kampflos hinnehmen wollen. Trotz des neuen Trends zur Vollglatze symbolisieren für viele Haare immer noch Jugend, Schönheit, Vitalität und Kraft. Jeder dritte dreißigjährige und jeder zweite fünfzigjährige Mann leidet unter Haarausfall, meist erblich bedingt und von Hormonen gesteuert. Die Suche nach dem Wundermittel gegen den unerwünschten Kahlkopf ist uralt. Doch erst in den letzten Jahren kamen Medikamente auf den Markt, die den Haarausfall zumindest stoppen können.

Grund für die männliche Glatzenbildung ist eine angeborene Überempfindlichkeit der Haare auf spezielle Hormone in der Kopfhaut. Sie lassen die Haarfollikel, die Haut-Taschen, in denen die Haare gebildet werden, schrumpfen, die Haare fallen aus. Als Therapie gibt es seit einigen Jahren eine Tinktur, die den Haarausfall verlangsamen kann. Das Mittel wurde ursprünglich gegen hohen Blutdruck entwickelt. Als Nebenwirkung lässt es Haare sprießen. Warum, ist noch nicht genau geklärt. Ebenfalls ein Nebenprodukt der Pharmaforschung ist eine Pille zur Behandlung von Prostatavergrößerung, die gezielt das Haarausfall-Hormon in der Kopfhaut hemmt. Diese Glatzen-Pille ist für Frauen nicht geeignet, nur für Männer unter vierzig. Je jünger der Patient, desto besser wirkt die Pille. Bei zwei Drittel der Männer erkennt allerdings nur der Facharzt den vermehrten Haarwuchs. Bei achtzig Prozent der Versuchspersonen wird der Haarausfall zumindest gestoppt, solange die Pille eingenommen wird. Als Nebenwirkungen drohen Potenzstörungen.

Ist der Haarverlust schon weit fortgeschritten, hilft nur noch eine Eigenhaartransplantation. Bei örtlicher Betäubung entnimmt der Arzt einen schmalen Streifen Haut mit Haarwurzeln aus dem dichten Haarkranz am Hinterkopf.

Dieser Haarstreifen zerteilt er in einzelne Haarwurzeln, die er mit einer feinen Pinzette in die kahlen Stellen einpflanzt.

Das Ergebnis ist dauerhaft. Die transplantierten Haare fallen nicht mehr aus. Denn die Haare am hinteren Haaransatz sind unempfindlich gegen Testosteron, das den erblichen männlichen Haarausfall verursacht. Wenn allerdings der Mann sich dann doch einmal für die modische Totalglatze entscheidet, dann ziert seinen Hinterkopf eine lange Narbe, die quer von Ohr zu Ohr reicht, dort, wo der Haarstreifen entnommen wurde.

Haarverpflanzungen zählen zu den häufigsten Schönheitsoperationen von Männern, neben Lidkorrekturen, Faltenbehandlungen, Korrektur der vergrößerten männlichen Brust, Fettabsaugungen an Bauch und Oberschenkeln und stramme Waden durch Silikon-Inlays.

Ästhetische Eingriffe sind längst schon keine reine weibliche Domäne mehr.

Jeder fünfte Herr der Schöpfung wünscht sich eine Schönheits-Operation, jeder siebente Kunde von Schönheitskliniken ist bereits männlich, Tendenz steigend. Besonders die 30- bis 50-Jährigen sind daran interessiert und geben bei Umfragen Karrieregründe an. Denn wer gut aussieht, findet angeblich leichter einen Job und verdient auch mehr.

So wie sich viele Frauen (und auch ihre Männer) eine größere, vollere, straffere Brust wünschen, hätten viele

Männer (und auch ihre Frauen) gerne einen längeren, dickeren, kräftigeren „kleinen Freund".

Mit Hilfe der Chirurgie kann das „beste Stück" des Mannes tatsächlich verlängert und verdickt werden. Für die Penisverlängerung durchtrennt der Chirurg Bindegewebsbänder an der Unterseite des Schambeins, die den Penis festhalten. So wird das Glied gänzlich aus dem Becken gehoben und hängt etwa zwei Zentimeter länger herunter. Der Penis ist allerdings nur optisch verlängert, indem der im Körper liegende Teil praktisch herausgezogen wird. Bei der Erektion bleibt die Länge gleich. Die Liste der Risiken und Komplikationen ist lang: Das Glied hängt nach dem Eingriff in tieferer Position. Das Gefühl kann bleibend vermindert sein, irreparable Erektionsschwäche droht. Ein weniger steiler Winkel erschwert den Geschlechtsverkehr. Und das alles für den Konkurrenzkampf beim Duschen und in der Sauna!

Einen größeren Einfluss auf den Lustgewinn beim Geschlechtsverkehr hat gegenüber der Länge mehr eine Verdickung des Penis. Füllmaterialien wie Paraffine, die Entzündungen und schmerzhafte Verhärtungen auslösten und Flüssigsilikon, das zur Kapselbildung führte, haben sich dabei nicht bewährt. Daher wird das gute Stück heute mit Eigenfett aufgepolstert, das vorher an anderen Stellen des Körpers abgesaugt wird. Die Fettzellen werden zwischen Schwellkörper und Penishaut eingespritzt. Wo das Fett, wenn Mann Glück hat, auch eine Zeitlang bleibt, bis es der Körper resorbiert und die Verdickung wieder verschwindet.

Das kann durch die mechanische Belastung beim Sex ungleichmäßig passieren, dann ist das stolze Symbol der Männlichkeit plötzlich unwuchtig!

Der Penis kann auch mit Hautstreifen verdickt werden, die der Arzt aus den Gesäßfalten oder der Bauchgegend entnimmt – was natürlich Narben hinterlässt. Und die Gefahr besteht, dass das körpereigene Gewebe zwar nicht abgestoßen wird, aber nicht richtig anwächst.

## Wenn der Wahn krank macht

### Magersucht versus Fettsucht

Das allgegenwärtige dünne Schönheitsideal schafft einen idealen Nährboden für Essstörungen, die gefährlich werden können. Denn die Furcht, dick zu werden, kann in eine schwere psychiatrische Krankheit münden. Insgesamt erkranken mehr als 200 000 Österreicher zumindest einmal in ihrem Leben an einer Essstörung.

Die gefährlichste Essstörung ist die Magersucht, in der Fachsprache Anorexia nervosa genannt, die zu neunzig Prozent Mädchen und junge Frauen betrifft. Das ist eine Körperschema-Störung, die von einer ausgeprägten Panik vor Gewichtszunahme geprägt ist. Die Betroffenen fühlen sich – unabhängig vom echten Körpergewicht – dick und unförmig. Sie vermeiden Speisen mit vielen Kalorien und essen zum Beispiel nur noch fettarmen Joghurt oder Äpfel. Sie nehmen Abführmittel, Appetitzügler, Entwässerungspillen, erbrechen und machen übertriebenen Sport. Die Ärzte diagnostizieren Anorexia nervosa, wenn der Bodymassindex unter 17,5 liegt, das sind 15% weniger als das normale Körpergewicht. Die Folgen des chronischen Untergewichts sind oft Wachstumsstopp und bei Mädchen ein Ausbleiben der Regelblutung.

Die Prognose der Magersucht ist sehr düster. Magersucht hat die höchste Sterblichkeitsrate aller psychiatrischen Erkrankungen. Jede zwanzigste Magersüchtige stirbt innerhalb von fünf Jahren. Nach zwanzig bis dreißig Jahren ist jede fünfte nicht mehr am Leben. Nicht einmal die Hälfte der Betroffenen wird wieder völlig gesund, bei knapp der anderen Hälfte wird die Krankheit chronisch.

Magersucht ist Ausdruck eines verzweifelten Strebens nach Autonomie, Selbstkontrolle und Selbstwert. Ich brauche nichts und niemanden, keine Nahrung, keine Flüssigkeit. Der Körper wird als manipulierbares und nicht zum Selbst gehöriges Übergangsobjekt erlebt.

Essen ist verbunden mit der Angst, zuzunehmen und dem Empfinden, zu versagen.

Figur und Körpergewicht haben einen übermäßigen Einfluss auf das Selbstwertgefühl.

Nicht-Essen bedeutet Stolz, Unabhängigkeit, Macht. Jedes Jahr werden allein in Österreich etwa dreihundert Menschen magersüchtig. 0,4 bis ein Prozent der Bevölkerung ist betroffen.

Das Schlankheitsideal ist allerdings nicht der Auslöser dieser schweren Krankheit. Nach neuen Forschungen wird Anorexia nervosa zu 60 Prozent von den Genen bestimmt – auch Kaiserin Sissi war davon betroffen – und seit fünfzig Jahren bleibt die Zahl der Betroffenen gleich. Wenn wirklich der Schlankheitswahn schuld wäre, müsste die Patientenanzahl zunehmen. Was bei der Bulimie, der Ess-Brechsucht der Fall ist. Jeder Fünfzigste bis Hundertste ist betroffen – ein bis zwei Prozent der Bevölkerung. Bulimie ist die andauernde Beschäftigung mit dem Essen, eine richtige Gier danach mit Gefühl des Kontrollverlustes. Diese Essstörung beginnt oft mit einer Diät, die außer Kontrolle gerät. Um einer Gewichtszunahme entgegenzusteuern, wird nach wiederkehrenden Essanfällen das Gegessene erbrochen. Auch die Ess-Brechsucht kann tödlich enden. Eine Langzeitstudie zeigt, dass zwölf Jahre nach

Diagnose 2,4 Prozent der Patienten verstorben waren, nur siebzig Prozent waren wieder gesund.

Eine häufige Essstörung ist das Binge-Eating Disorder, das erstmals vor fünfzig Jahren beschrieben wurde. Dabei werden ohne körperlichen Hunger bis zum unangenehmen Völlegefühl große Nahrungsmengen in kürzester Zeit hineingeschlungen, meist heimlich, alleine, unter Ekel- und Schuldgefühlen und Depremiertheit. Sie versuchen durch das übermäßige Essen ein „emotionales Loch" zu stopfen und mit ihren Ängsten, Trauer, Wut und Einsamkeit fertig zu werden. Erbrochen wird nicht, daher sind Binge-Eater oft übergewichtig, wie viele andere Menschen auch.

Essstörungen werden oft als „Hilferuf der Seele" bezeichnet. Betroffene kompensieren ihren Hunger nach Anerkennung, mangelndes Selbstwertgefühl und Ablehnung des eigenen Körpers mit gestörtem Essverhalten. Das Leben der Betroffenen kreist zwanghaft um Essen bzw. Nicht-Essen.

Die Attraktivität der Frau und ihr Selbstwertgefühl werden viel stärker von Figur und Gewicht bestimmt als jene der Männer. Der Druck auf das weibliche Geschlecht, schlank zu sein, ist größer. Sogar die Karrierechancen sind an Schlankheit gekoppelt, wie die (ehemalige) Amerikanische Außenministerin Condoleezza Rice bestätigt. Sie bezeichnet gezügeltes Essen und Schlankheit als ihren Weg zum Erfolg.

Bereits vor fast dreißig Jahren prophezeite die Emma-Herausgeberin Alice Schwarzer das herannahende Desaster: „Während Männer nach Profit streben, streben Frauen nach Linie. Während Männer Karriere machen, machen Frauen Diäten. Während Männer das Leben genießen, zählen Frauen Kalorien. Kurzum, Frauen sollen sich dünne machen. In jeder Beziehung." Seither ist es nicht besser, sondern schlimmer geworden. „Der Schlankheitswahn ist, in Verbindung mit der seit den späten 60er Jahren Frauen zugemuteten Kleinmädchen- und neuerdings auch Nutten-Mode, Teil des Backlash. Statt endlich ihr Leben und ihre Freiheiten zu genießen, trippeln Frauen in halsbrecherischem Schuhwerk – das den gebundenen Füßen im vormaoistischen China alle Ehre gemacht hätte – und mit krankgehungerten Körpern durch ihre kleine Welt," kritisiert Alice Schwarzer in ihrem Buch „Die Antwort" den neuen Schönheits- und Jugendlichkeitswahn.

Im krassen Gegensatz zum medial vermittelten Schlankheitsideal sind in den reichen Industrieländern viel mehr Menschen zu dick als zu dünn. Nach dem neuesten Ernährungsbericht sind 42 Prozent der erwachsenen Österreicher übergewichtig, acht Prozent davon sind sogar adipös, also krankhaft fettsüchtig. Sie haben einen Bodymassindex von mehr als 30 und setzen so ihre Gesundheit aufs Spiel. Noch erschreckender ist, dass bereits 19 Prozent der sechs- bis 15-jährigen Schulkinder übergewichtig sind, davon auch acht Prozent adipös, mit einem auffallenden Ost-West-Gefälle in allen Altersgruppen. So waren zum Beispiel im Osten Österreichs zehn Prozent der Schulkinder adipös, im Westen nur vier Prozent.

Adipöse Menschen haben ein stark erhöhtes Risiko für lebensbedrohende Krankheiten wie Bluthochdruck, Diabetes, Herzinfarkt, Schlaganfall und bestimmte Krebsarten wie Brustkrebs. Die Weltgesundheitsorganisation WHO spricht inzwischen sogar von einer „Adipositasepidemie" und globalen Herausforderung, denn weltweit gilt die Fettleibigkeit als das am schnellsten wachsende Gesundheitsrisiko.

Gründe für das viele Fett auf den Rippen ist vor allem das Fett in der Nahrung, dazu kommen noch zuviel Salz und Zucker. Die Österreicher ernähren sich nach wie vor zu ungesund. Aber der Hauptgrund, dass Jung und Alt immer dicker werden ist nicht ein Mehr an Essen, sondern vor allem ein Weniger an Bewegung, die neben der ausgewogenen und kalorienarmen Ernährung das wichtigste Dauerrezept für einen schönen, schlanken Körper ist. Statt langsamem Abnehmen durch das Umstellen auf eine vernünftige gesunde Lebensweise boomen einseitige, komplizierte, oft teure Diäten, die meist im vielzitierten „Jojo"-Effekt münden. Mit dem Ergebnis: die Leute werden dicker und dicker. Und oft auch immer unglücklicher. Denn sie entsprechen immer weniger dem Schönheitsideal, das von Fetthass geprägt ist. Fettleibige Menschen werden von vielen Schlanken als ekelhaft, faul, willensschwach, zügellos, gefräßig, unbeherrscht und disziplinlos betrachtet, sogar als „Bioterroristen" und „schlechte Staatsbürger", die den anderen auf der Tasche liegen.

Der letzte Ausweg für viele ist die „Schlankheits-Operation", die nicht nur in Amerika, dem Land mit den meisten Übergewichtigen boomt. Bei dieser sogenannten „bariatrischen Chirurgie" wird entweder mit einem Band der Magen eingeschnürt oder bei der radikaleren und erfolgsträchtigeren Methode, dem „Magen-Bypass" 90 Prozent des Magens entfernt und der ganze Verdauungsapparat so verändert, dass er dauerhaft bei der Aufnahme von Nährstoffen eingeschränkt bleibt. Diese schwere Operation, deren relativ hohes Sterberisiko mit dem Risiko hochgerechnet wird, an den Folgen der Fettsucht zu sterben, wird bei extrem fettleibigen Menschen ab einem Body Mass Index von mehr als 40 (in Österreich bereits ab BMI 35, wenn gleichzeitig eine Zuckerkrankheit vorliegt) von der Krankenversicherung bezahlt. Der Gewichtsverlust ist teils sehr schnell und enorm. Danach sind häufig Schönheitsoperationen nötig, bei denen herunterhängende Haut an Bauch, Armen, Oberschenkel und Gesäß entfernt und die Brüste gestrafft werden.

## Der gefährliche Trend

### Demokratisierung des Schönheitswahns

Miami Beach im amerikanischen Bundesstaat Florida. In der immer warmen Sonnenschein-Stadt, einem Zentrum von Modelagenturen und Zweitwohnsitz vieler Hollywood-Stars, stolzieren entlang der Flaniermeile Ocean Drive auffallend viele perfekt gestylte Wunderwesen, die den bunten Art Deco Gebäuden die Show stehlen. Man hat das Gefühl, dass bereits nahezu jede zweite junge Frau stolz einen Silikonbusen und aufgespritzte Schlauchboot-Lippen vor sich her trägt. Selbst die anderswo genormten Schaufenster-Puppen haben hier extra große Brüste und die schicken Abendkleidchen sind so tief dekoltiert, dass sie nur ohne Büstenhalter, mit von selbst stehenden Kunstbrüsten überhaupt tragbar sind.

Auch die Männer haben hier knackige Muskeln, durchtrainierte Beine, eine breite Brust und natürlich einen perfekten Waschbrettbauch, über den sich sonnengebräunte, glattrasierte Haut spannt. Beautykliniken und Schönheitsinstitute buhlen um Kundschaft: Full Face Botox for 300 Dollars! Willkommen beim Jahrmarkt der Eitelkeiten!

Verrücktes Amerika? Mitnichten! Die Schönheitshysterie ist schon längst über den großen Teich in die alte Welt geschwappt. Bis nach Österreich!

Bei der „Leading Ladies Awards Gala" in Wien, wo sich 800 prominente Österreicherinnen trafen, plaudert die Beauty-Ärztin Eva Wegrostek in Dominic Heinzls Mikrophon, damals für ATV: „Ein Großteil der Damen sieht sehr gut aus, geschmackvoll und nicht überkorrigiert. Es hat sicher der Großteil dieser Damen schon irgendetwas machen lassen. Besonders in diesen Kreisen ist es einfach so! Aber was mir besonders gut gefällt ist, dass der Großteil sehr natürlich ausschaut, dezent!" Einige Society-Ladies dementieren erbost dieses Gerücht, sie hätten mit Nadel und Skalpell der natürlichen Schönheit nachgeholfen. Andere stehen offen dazu.

Frauenzeitschriften präsentieren immer häufiger Frauen, die stolz die Ergebnisse ihrer Brust-OP, Fettabsaugung, Augenlidkorrektur und Botox-Einspritzung herzeigen. Unter dem Motto: Warum ein Geheimnis daraus machen, man gehe ja auch zum Friseur.

Schönheitsoperationen sind nichts Neues, wie der Wiener Plastische Chirurg Edvin Turkof in seiner 13-bändigen „Enzyklopaedia Aesthetika" über Schönheitschirurgie schreibt. Die Wiege der Plastischen Chirurgie liegt in Indien, wo Sushruta, der erste Plastische Chirurg bereits im vierten Jahrhundert vor Christus aus einem Wangenlappen eine Nase rekonstruierte, natürlich ohne Narkose, die es damals nicht gab.

Nach Europa kam die Plastische Chirurgie erst während der Renaissance. Der Italiener Antonio Branca baute Ende des 14. Jahrhunderts aus Hautstücken aus dem Oberarm der Betroffenen eine zerstörte Nase wieder auf. Die Patienten waren damals entstellte Kriegsversehrte oder Syphilis-Opfer, deren Riechorgane durch die Geschlechtskrankheit zersetzt waren und die deswegen gesellschaftlich geächtet wurden.

Die Erfindung der Anästhesie 1846 revolutionierte die gesamte Medizin und eröffnete auch für die Plastische Chirurgie ganz neue Möglichkeiten. Bereits Ende des 19., Anfang des 20. Jahrhunderts wurden die erste Brustverkleinerung, die erste Bauchdecken-Straffung, das erste Face-Lift und die erste Augenlidkorrektur gemacht. Die kosmetische, rein verschönernde Chirurgie setzte sich Mitte des 20. Jahrhunderts durch den Fortschritt in der Mikrochirurgie durch. 1962 wurde die erste Brustvergrößerung mit Kochsalzlösung gefüllten Silikonkissen durchgeführt, 1977 die erste Fettabsaugung.

Zu allen Zeiten hatten Körpermanipulationen das Ziel, „normal" zu sein. Menschen wollten dazu gehören, keine gesellschaftlich Ausgestoßenen sein, nicht aufgrund ihres Aussehens ausgesondert werden, wollten soziale Reputation, Erfolg, Aufstiegschancen und Anerkennung gewinnen. Es gab auch die operative Korrektur der sogenannten „jüdischen Hakennasen", ein stereotyp zugedachtes „Abstammungskennzeichen", mit dem Menschen im dritten Reich stigmatisiert wurden und das durchaus tödliche Folgen haben konnte.

Durch den medizinischen, technischen Fortschritt ist Schönheit so machbar geworden, wie es früher nicht denkbar gewesen wäre. Die Eingriffe werden immer sicherer, immer besser, immer einfacher: Feinste Nähte dank Mikrochirurgie, fast narbenfreie Eingriffe dank minimal-invasiver Operationstechniken, schonende Dämmerschlaf-Narkosen. Kaum eine Körperregion, die vom Skalpell verschont bleibt.

Heute boomt die Ästhetische Chirurgie wie nie zu vor. Und wer sich die heimischen Experten nicht leisten kann oder will, fährt ins benachbarte Ausland, nach Ungarn oder Tschechien, wo die niedrigeren Löhne Verschönerungen zu Schnäppchenpreisen ermöglichen. Glatte Haut, eine schlanke Taille, ein knackiger Po, wohlgeformte Beine, sogar die Schamlippen werden klein und straff zurecht geschnipselt – der vermeintlich perfekte Körper wird für viele immer mehr zum Diktat.

In den USA wurden laut der Amerikanischen Gesellschaft für Plastische Chirurgie im Jahr 2007 rund 12 Millionen rein kosmetische Eingriffe vorgenommen. Chirurgen erwarten, dass diese Zahl bis zum Jahr 2015 um das Vierfache, auf 55 Millionen Operationen steigen wird.

Wobei der Trend hingeht zu nicht invasiven Eingriffen wie Faltenauffüllen, Botox-Injektionen, Lippen-Aufpolsterungen oder Peelings, die nach den Berechnungen der Fachgesellschaft 2015 bereits 88 Prozent aller Eingriffe sein werden.

Auch in Österreich wollen mehr und mehr Menschen ihr natürliches Aussehen nicht mehr akzeptieren und sind bereit, sich unters chirurgische Messer zu legen.

Nach einer aktuellen Umfrage des Gallup-Instituts denkt jede vierte Österreicherin über 14 Jahren an einen kosmetischen Eingriff. Acht Prozent haben es schon getan. Jährlich werden in Österreich angeblich rund 50 000 Schönheitsoperationen durchgeführt – Tendenz steigend. Die beliebtesten Eingriffe sind „verjüngende“ Prozeduren wie Faltenbehandlungen und Gesichtsstraffungen, Nasenoperationen, Fettabsaugungen und Brustkorrekturen. Im scharfen Kontrast zur Popularität von Schönheitsoperationen ist die Zufriedenheit mit dem Ergebnis allerdings eher bescheiden. Elf Prozent der Befragten, die bereits einen einschlägigen Eingriff hinter sich haben, sind „sehr unzufrieden“, nur zehn Prozent gaben an, „sehr zufrieden“ zu sein. Fast die Hälfte der Frauen geben an, von Darstellungen in den Medien besonders beeinflusst zu sein, deutlich mehr als der Einfluss vom eigenen Partner (28%) oder der von den Freundinnen (28%) ausmacht.

„Der einst elitäre Schönheitswahn ist demokratisiert worden.“ schreibt Ulrich Renz in seinem Buch „Schönheit – Eine Wissenschaft für sich“. Zum ersten Mal in der Geschichte der Schönheitschirurgie ist das operative Tuning von Gesicht und Körper nicht nur den Reichen und Mächtigen vorbehalten, sondern hat alle Bevölkerungsschichten erfasst. Die Geschichte lehrt, dass alles was machbar ist, auch gemacht wird, betont der Attraktivitätsforscher.

Vor allem der Einsatz nichtchirurgischer Hautverjüngungstechniken wird schon bald so „normal" sein wie der Gang zum Friseur.

## Geschäft oder Hilfe?

Das Geschäft mit der Schönheit boomt: Diätberaterinnen, Kosmetikerinnen, Visagistinnen, Fitnesstrainerinnen, Journalistinnen, Fotografinnen, Stylistinnen, Produzenten von Nahrungsergänzungsmitteln und Make-up Produkten, Beautyfarm-Eigentümer, Models, Schönheitschirurgen usw. Eine Liste ohne Ende. Sie alle profitieren von dem Kult, der sich um die Schönheit entwickelt hat.

Der Traum vom perfekten Körper ist zum unverzichtbaren Wirtschaftsfaktor geworden.

Das Geschäft basiert auf dem kollektiven Minderwertigkeitsgefühl und der Unsicherheit der Frauen und Männer, die sich in ihrer Haut nicht wohl fühlen und daher bereit sind, viel Zeit, Anstrengung und Geld für die Schönheit zu investieren. Heerscharen von Menschen sind bereit zu leiden, sich schlank oder sogar krank zu hungern, sich Fastenkuren zu unterziehen, sich sogar für plastische Operationen unter das Messer zu legen um einem aktuellen Schönheitsideal näher zu kommen.

Doch die Wirtschaftskrise hinterlässt Spuren, auch in der Schönheits-Industrie. So ist in den USA der Schönheitsoperations-Markt im Jahr 2002 von 13,15 Milliarden US-Dollar im Jahr 2008 auf immer noch beachtliche 11,8 Milliarden US-Dollar um 9 Prozent geschrumpft. Und auch in Österreich wundern sich Experten über die kolportierte Zahl von angeblich 50 000 Schönheitsoperationen im Jahr, da ist vermutlich jede Botox-Spritze mitgezählt.

In Deutschland werden Patienten Ratenzahlungen für Schönheits-Op's angeboten. Ebenso stehen „Leasingbrüste“ am Programm. Auch in Österreich sind die Preise im Keller, wie die Wochen-Zeitschrift „News“ schreibt. So sind Nasenoperationen, die vorher bis zu 7 000 Euro gekostet haben, jetzt schon um 3 500 bis 5 000 Euro zu haben. Brustvergrößerungen kosten zwischen 4 000 und 7 500 Euro, je nach Qualität des Implantats. Fettabsaugungen kosten je Zone zwischen 900 und 3 000 Euro. Wobei die heftigen Preisunterschiede oft davon abhängen, wer den Eingriff durchführt – ein ausgebildeter Plastischer Chirurg mit viel Erfahrung, in einem Spital mit ein bis zwei Tagen stationärem Aufenthalt oder ein Praktischer Arzt ambulant in seiner Ordination, wo der Patient am selben Tag nach Hause geschickt wird. Gekämpft wird überall um jeden Patienten.

Beim Bemühen schönheitswillige Kunden trotz flauer Wirtschaft auf den OP-Tisch zu locken, greifen Beauty-Chirurgen zu immer raffinierteren Methoden. So wird seit neuestem die Schönheits-OP als gezielte Maßnahme bei der Karriereplanung gepriesen.

Nach dem Motto: Lieber das Geld in die Optimierung des Körpers zu investieren als risikoreich der Bank anzuvertrauen.

Chirurgen kurbeln ihr Geschäft selbst mit Presseaussendungen an. Mit Schlagzeilen, die den Körper unter anderem zum Beispiel als „Bioaktie“ verkaufen, versucht manch ein Chirurg, das Schönheitsgeschäft in Schwung zu bringen. Ein Plastischer Chirurg verweist zum Beispiel auf Tausende, wie er schreibt, zufriedene Patienten, davon fünfzehn Prozent Männer, denen Faltenbehandlungen, Nasen-Operationen und die Korrektur der vergrößerten, männlichen Brust wieder zu frischem, erholten Aussehen und somit zu mehr Erfolg im Job verholfen haben.

Er zitiert wissenschaftliche Studien, die zeigen, dass kosmetische Eingriffe nicht nur die Selbstsicherheit und die Lebensqualität der Operierten erhöhen, sondern auch den Berufserfolg merklich steigern sollen. Er behauptet, dass diesen Studien zufolge schöne Menschen in Führungspositionen vertrauenswürdiger wirken und positiver sowie kompetenter wahrgenommen würden. Der Schönheits-Spezialist sagt außerdem, dass Führungskräfte und Manager gerade in der Krise in ihre Schönheit investieren würden, da sie diese als Chance für einen Neubeginn erkennen würden. Deswegen würde die Branche der Ästhetischen Chirurgie eben auch trotz der Finanzkrise boomen. Nach seinen Angaben verdienen gutaussehende Männer und Frauen um 10–15 Prozent mehr und genießen höheres berufliches Ansehen als ihre optisch durchschnittlichen Pendants. Laut einer Presse-Aussendung „ein Premium Effekt!“.

Werbungen wie diese scheinen auf fruchtbaren Boden zu fallen: Nach einer Umfrage liebäugeln tatsächlich 47 Prozent der österreichischen Führungskräfte mit vor allem kleinen Schönheits-Korrekturen, um ihre Karrierechancen zu verbessern. Ein anderer Plastischer Chirurg, bekannt vor allem durch seine Auftritte als TV-Beauty-Arzt in einem österreichischen Privatsender, stellt Patientinnen vor, die lieber ihr Geld in den Körper investieren als auf die Bank zu legen. Laut dem Bericht ließen sich die Damen Fett absaugen, die Brust vergrößern und Botox spritzen, um sich am Arbeitsplatz wohler zu fühlen und bessere Karrierechancen zu haben.

## Schönheitsoperationen an Jugendlichen

Schön, reich und berühmt sein wie Heidi Klum ist heute der Wunschtraum unzähliger Teenager. Die deutsche Fernseh-Casting-Show „Germany’s Next Topmodel“ ist ein Quotenhit, und auch in Österreich mit mehr als 300 000 Zusehern das erfolgreichste Programm aller Privatsender. Auch in Vorher-Nachher-Reality-Soaps wie „Extrem Schön – Endlich ein neues Leben“ wird vorgeführt, wie quasi im Zeitraffer aus einem unscheinbaren, hässlichen Entlein ein schöner, stolzer Schwan wird. Der Vergleich mit Topmodels, Schauspielern und Popstars nährt die Selbstzweifel der Jugendlichen. Gerade Pubertierende, die noch ihre Rolle und Richtung suchen, sind besonders empfänglich für die inszenierten Idealbilder einer makellosen Figur und perfekter Proportionen. In der Welt der Stars sieht alles so einfach aus! Schon sehr früh fangen vor allem Mädchen an, sich ernsthaft um ihre Figur zu sorgen. Überall wird Kindern vermittelt: Die Schlanksten sind die Schönsten.

Immer mehr Kinder und Jugendliche träumen daher davon, mit Schönheitsoperationen Eintritt in ein glückliches, erfolgreiches Leben zu gewinnen.

Die Zeitungen berichten eifrig über diesen Trend: In den USA schenken Eltern ihrer Tochter zum Highschool Abschluss die neue Nase, die Fettabsaugung oder sogar den neuen Busen. Auch in Deutschland wünscht sich bereits jedes fünfte Kind zwischen 9 und 14 Jahren eine Schönheitsoperation.

Angesichts dieser Entwicklung versucht die Politik potentiellen Missbrauch einzudämmen. In Deutschland wurde ein Gesetz beantragt, wonach rein kosmetische Eingriffe an Minderjährigen nur noch erlaubt sind, wenn sich zwei Ärzte unabhängig voneinander aus medizinischen Gründen dafür aussprechen, auch bei Einwilligung der Eltern.

Der deutsche Berufsverband der Kinder- und Jugendärzte lehnte 2008 schönheitschirurgische Eingriffe an Jugendlichen auch bei Zustimmung der Eltern ab. Denn die Folgen sind „oft unabsehbar und weder von den minderjährigen Patienten noch ihren Erziehungsberechtigten seriös abschätzbar". Wenn sich ein Kind eine Schönheits-Operation wünscht, stecken dahinter oft psychische Probleme und manchmal sogar eine Körperbildstörung, ein krankhafter Hässlichkeits-Wahn. Auch die Deutsche Gesellschaft für Ästhetisch-Plastische Chirurgie DGÄPC warnt vor langfristigen körperlichen und seelischen Schäden durch zu frühe Körperveränderungen. Der jugendliche Körper muss noch auswachsen, Narben wachsen mit. Mangelnde geistige Reife und wechselnde Schönheitsideale können im Nachhinein zu schwerwiegender Unzufriedenheit führen.

In Österreich erwägt die ehemalige Frauenministerin Heidrun Silhavy gemeinsam mit dem Grazer Frauengesundheitszentrum ein gesetzliches Verbot von Schönheitsoperationen unter 18 Jahren. Ärzte, vor allem Plastische Chirurgen halten ein generelles Verbot für den falschen Weg und zweifeln, ob die Grenze zwischen nötigen und unnötigen Eingriffen klar genug gezogen werden kann. Sie kontern, das Problem sei völlig überschätzt und man operiere bei Minderjährigen hauptsächlich abstehende „Segel-Ohren", die Hänseleien auslösen und Kinder psychisch sehr belasten können. Daher wird das Ohrenanlegen auch von den Krankenkassen bezahlt. Laut dem amerikanischen Verband für Plastische Chirurgie lag in den USA 2007 der Anteil der 13–19-Jährigen bei Schönheitsoperationen bei 5 %. Die meisten Eingriffe waren Brustreduktionen bei männlichen Jugendlichen, gefolgt von Ohrenanlegen bei beiden Geschlechtern.

Ein Verbot von Schönheitsoperationen unter 18 Jahren könnte auch paradoxe Folgen haben. Denn wie man noch aus seiner eigenen Kindheit und Pubertät weiß, übt gerade das Verbotene auf Jugendliche einen besonderen Reiz aus.

## Tot statt schön – Massaker unter der Haut

Glaubt man Berichten über Schönheitsoperationen in den Hochglanz-Lifestylejournalen mit beeindruckenden Vorher-Nachher-Bildern, dann scheint heute der perfekte Körper mit Hilfe von Skalpell und Vakuumpumpe absolut machbar zu sein. Vor allem das Absaugen von Reithosenfett, Bauch- und Hüftspeck, die „Liposuction" gilt als harmlose „Wohlfühlchirurgie", kaum gefährlicher als ein Friseurbesuch. Doch dann schockieren plötzlich im Jänner 2009 diese Schlagzeilen:

„Tod nach Beauty-OP!" „Burgenländerin starb nach Fettabsaugung in Ungarn!"

Der ungarische Arzt lehnte zunächst jede Verantwortung für den Tod der Frau ab, die eine Korrektur einer bereits in Österreich durchgeführten Bauch-Plastik war, die nicht zufriedenstellend ausfiel. Im April steht dann in einem nur noch kleinen Zeitungs-Bericht: Das Obduktionsgutachten ergab: Todesursache der 57-jährigen Burgenländerin war eine Sepsis, eine Blutvergiftung. Und es wurde ein ursächlicher Zusammenhang zwischen Operation bzw. der Nachbehandlung und der Todesursache festgestellt. Ob der ungarische Operateur schuld ist, konnte nicht geklärt werden. Die Staatsanwaltschaft Eisenstadt hat den ungarischen Behörden angeboten, ihnen die Strafverfolgung für den Fall zu übertragen.

Wenige Tage nach den Pressemeldungen schickt die „Austrian Academy of Cosmetic Surgery" eine Pressemitteilung an Gesundheits-Journalisten, die vor Fettabsaugungen im Ausland warnt. Dort seien die Ärzte nicht ausreichend ausgebildet, wird behauptet. „Den Ärzten des Ostblocks war der Zugang zu modernen Techniken in den 80iger und 90iger Jahren nicht möglich. Sie konnten sich damals die Ausbildung auch nicht leisten! Daher resultiert auch ein Ausbildungsdefizit", meint der Präsident der Gesellschaft, selbst ein Hautarzt. Man solle sich doch den Mitgliedern dieser Ärzte-Vereinigung anvertrauen, die Ärzte in Wochenendkursen für Schönheitseingriffe fortbildet. Die „Austrian Academie of Cosmetic Surgery" ist ein freiwilliger Zusammenschluss von Ärzten unterschiedlichster Fachrichtungen, fast alle keine Plastischen Chirurgen, sondern Allgemeinchirurgen, Hautärzte, Frauenärzte und Zahnärzte, die mit der Schönheit ein lukratives Neben-Geschäft machen wollen.

Doch auch in Österreich misslingt so einiges. Die ORF-Redakteurin Gerlinde Scheiber filmte für die Sendung „Konkret" ein Opfer einer misslungen Fett-Absaugung. Die Frau, eine Tirolerin, hatte einem Hals-Nasen-Ohren-Arzt vertraut, der an einer Tiroler Kurklinik Schönheitsoperationen angeboten hatte, mit katastrophalen Folgen. Nach dem 7 000 Euro teuren Eingriff war ihr Bauch komplett entstellt, übersät von hässlichen Kratern und abgestorbenem Gewebe. Nur eine aufwendige Nachoperation an der Innsbrucker Universitätsklinik, diesmal von einem Plastischen Chirurgen, konnte die Bauchdecke wieder so halbwegs herstellen. Bei einer Bekannten der Tirolerin verpfuschte derselbe Arzt eine Brust-Operation derart, dass die Frau mehrfach nachoperiert werden musste und an den Folgen der misslungenen Eingriffe fast verstarb. Auch eine missglückte Lidstraffung des selbsternannten „Schönheitschirurgen", die fast eine Erblindung der Patientin zu Folge hatte, landete vor Gericht. Die Öffentlichkeit erfährt nur dann davon, wenn wie in diesem Fall reihenweise Frauen verunstaltet werden und prozessieren.

Bei einer Liposuction kann so einiges schiefgehen, im In- und Ausland, wie der Wiener Plastische Chirurg Dr. Edvin Turkof in seiner Enzyklopädie über Schönheitschirurgie aufzählt: blaue Flecken, gefühllose, „bambstige" Areale, Schmerzen, gefährliche Infektionen und ein

Schock, der lebensbedrohend sein kann. Eine gefürchtete Komplikation – vor allem wenn große Fettmengen abgesaugt werden – ist die Fettembolie. Wird durch die Absaugkanüle ein Blutgefäß verletzt und ein Fettpartikel gelöst und dringt dieser in die Blutbahn ein, kann dieser ein Lungengefäß verstopfen. Es kommt zur Lungenembolie, die tödlich enden kann. Durch das Absaugen verliert der Patient viel Flüssigkeit, das kann zu einem Kreislaufkollaps führen.

Als extrem seltene Komplikation führt Turkof die Verletzung innerer Organe an. Ungeübten Liposukteuren kann es passieren, dass sie mit der Absaugkanüle die Bauchdecke durchstoßen und Organe wie die Gallenblase oder in der Bauchhöhle liegende Blutgefäße verletzen. Dieses Risiko könne, laut Turkof, zwar nie 100prozentig ausgeschlossen werden, sei aber eigentlich zu vernachlässigen. Er vermutet allerdings, dass beim Tod der Burgenländerin nach der Fettabsaugung in Ungarn der Darm durchlöchert wurde. Das Hauptproblem bei Eingriffen im Ausland ist meist nicht die fachliche Qualifikation der ungarischen oder tschechischen Ärzte, sondern die Nachbetreuung, weil oft erst in Österreich Komplikationen auftreten.

Genaue Daten über Komplikationen bei Schönheitseingriffen gibt es in Österreich nicht, genauso wenig wie auch in Deutschland. Dort beauftragte vor einigen Jahren der Bochumer Plastische Chirurg Hans-Ulrich Steinau seinen Mitarbeiter Marcus Lehnhardt deutschlandweit in Krankhausakten nach geschädigten Patienten zu fahnden. Nach nur kurzer Recherche enthüllte der Jungarzt bereits 14 missglückte Fettabsaugungen inklusive Verletzungen von Dünndarm und Galle. Fettabsaugungen sehen zwar leicht aus, erfordern trotzdem viel Feingefühl und Erfahrung und gelten unter Fachärzten als großer chirurgischer

Eingriff. „Wenn man an Bauch und seitlichen Oberschenkeln absaugt, entsteht eine innere Wundfläche, die einem Viertel der Körperoberfläche entspricht," betont Steinau.

2008 publizierte das Team um Steinau in der Fachzeitschrift „Plastic and reconstructiv Surgery" die Studie. Demnach landeten alleine zwischen 1998 und 2002 72 Patienten mit schweren Komplikationen nach Fettabsaugungen wie lebensgefährlichen bakteriellen Infektionen, Blutvergiftung, Thrombosen, Lungenembolien und durchstochenen Organen auf Intensivstationen. 23 Todesfälle gab es zu beklagen. Die Dunkelziffer dürfte noch viel höher sein.

Häufigste Ursache einer lebensgefährlichen Komplikation bei einer Fettabsaugung ist die „nekrotisierende Fascitis". Das ist eine bakterielle Mischinfektion, bei der sich eingeschleppte Krankheitserreger rasend schnell ins Gewebe fressen und Haut und Muskeln zerstören. Das Tückische daran ist, dass oberflächlich außer einer leichten Schwellung nichts zu sehen ist. Hier kann nur noch eine schnelle Notoperation das Leben des Opfers retten. Die Chirurgen müssen verseuchte Haut und Muskeln radikal wegschneiden. Am Ende sieht der Patient aus, als hätten ihn hungrige Raubtiere angefallen.

Als Risikofaktoren für dieses „Massaker unter der Haut", wie der deutsche „Spiegel" titelte, führt Steinau vor allem mangelnde Hygiene, handwerkliche Fehler, unzureichende Nachsorge und falsche Patienten-Auswahl an. Der Experte rechnet bei 200 000 Fettabsaugungen in Deutschland mit 30 bis 50 Todesfällen. Er alleine „repariert" im Jahr an die 70 verpfuschte Schönheitsoperierte. Eine amerikanische Studie errechnete eine Mortalitätsrate von 1 zu 5 000 bei der „harmlosen" Fettabsaugung.

Es gibt keine Zahlen, wie viele Klagen wegen verpfuschten Schönheitsoperationen eingereicht werden. Fällt das

Ergebnis einer Schönheitsoperation nicht so aus wie gewünscht, fangen zu neunzig Prozent die Haftpflicht-Versicherungen der Ärzte diese Beschwerden ab. Die große Masse der unzufriedenen Patienten will das Geld für den Eingriff zurück. Entweder bekommen sie eine kleine Summe, oder auch nichts. Nur ein kleiner Prozentsatz der Fälle kommt zu den Schlichtungsstellen der Ärzte-Kammern. Was dann vor Gericht landet, sind nur die extremsten Komplikationen und schwersten Folgeschäden.

„Was veröffentlicht wird, ist nur die Spitze des Eisbergs!“ betont der Jurist Helmut Ofner. Nur die Gerichte der 3. Instanz, der Oberste Gerichtshof sind verpflichtet, Urteile zu veröffentlichen.

Schönheit ist Privatrecht. Der Patient holt bei dem Arzt ein Offert ein und schließt mit ihm einen Vertrag ab. Daraus entstehen Rechte und Pflichten. Doch im Gegensatz zu anderen Dienstleistungen haftet der Arzt nicht für den ersehnten Erfolg seiner Schönheitsbehandlung, sondern nur für sein „Bemühen“. Die Behandlung muss „lege artis“ sein, also dem Stand der medizinischen Wissenschaft entsprechen. Es gibt keine Erfolgs-Garantie.

In Deutschland gibt es seit zwei Jahren eine Meldepflicht für Schäden nach Piercing oder Schönheitsoperationen. Ärzte sollen es den Versicherungen melden, wenn sie Patienten mit Komplikationen nach Beauty-OP's ihrer Kollegen behandeln. Der Grund: die Krankenkassen wollen die Kosten für die Korrektur von misslungen Schönheitsoperationen nicht mehr übernehmen. Das deutsche Gesundheitsministerium schätzt, dass 50 Millionen Euro an Kosten für die Reparatur selbst verschuldeter Folgeschäden verpfuschter Beauty-Eingriffe entstehen, für die die Allgemeinheit aufkommen muss. Diese Meldepflicht ist allerdings in der Praxis gescheitert, da die Ärzte sich mehrheitlich weigern, ihre Patienten und Kollegen nach misslungenen Operationen bei der Versicherung anschwärzen. Die Mediziner wollen nicht zu Spitzeln werden, berufen sich auf ärztliche Schweigepflicht und verfassungsrechtlich geschütztes Patientengeheimnis. Jeder ist Herr über seinen eigenen Körper und hat ein Selbstbestimmungsrecht.

Wie es immer so schön heißt: Eine Krähe hackt einer anderen kein Auge aus!

### Reise in Silikon Valley mit bösen Folgen

Ein größerer, praller Busen ist der Wunschtraum vieler Frauen (und ihrer Männer). Brustimplantate aus Silikon werden immer beliebter und gehören zu den häufigsten Schönheitseingriffen. Alleine in Österreich lassen sich pro Jahr etwa 3 000 Frauen ihre Oberweite aufpolstern.

In den neunziger Jahren gab es vor allem in den USA eine heftige Diskussion, ob Silikon-gefüllte Implantate Krebs und rheumatische Erkrankungen auslösen können. Die Silikonkissen wurden verboten. Schadenersatz-Zahlungen in Milliarden Dollar Höhe und intensive Forschungen folgten. Am Ende gab die Gesundheitsbehörde wieder grünes Licht. Seit 2006 sind silikongefüllte Implantate für ästhetische Brustvergrößerungen auch in den USA wieder zugelassen. In Europa, also auch in Österreich waren sie nie verboten.

Doch Risiken bleiben. In seiner Schönheitsoperations-Enzyklopädie, einer Ratgeber-Reihe für Patienten, beschreibt Edvin Turkof präzise und ausführlich, was bei einer Brustvergrößerung so alles schiefgehen kann. Neben dem allgemeinen Narkoserisiko zählt der Plastische Chirurg auf: Nachblutungen, Beschädigungen und Zerplatzen der Implantate, Austreten „Schwitzen" von Silikongel, Silikon-Granulome, das ist eine Reaktion des Körpers auf kleinste Mengen Silikon, das sich außerhalb der Implantatkapsel befindet, und durch das Verwenden von Fremdmaterialen vermehrt Wundinfektionen, die die Chirurgen mit höchster Sterilität und Breitbandantibiotika zu verhindern versuchen. Als Spätfolge einer Wundinfektion tritt fast immer die gefürchtete Kapselfibrose auf, die häufigste Komplikation der Brustvergrößerung. Die Kapselfibrose ist eine Verdickung der Bindegewebeschicht rund um das Implantat. Jedes Implantat ist ein Fremdkörper, auf den der Körper reagiert. Nach der Operation bildet sich rund um das Silikonkissen eine Hülle aus Bindegewebe. Das muss auch so sein, damit der Kunstbusen fest wächst und nicht verrutscht. Idealerweise ist diese Kapsel zart, weich und daher nicht spürbar. Doch sie kann auch verdicken, verhärten und sich zusammenziehen. Die künstliche Brust wird hart, verformt und kann schmerzen.

Der Innsbrucker Wissenschafter Georg Wick hat diese Bindegewebskapseln genau unter die Lupe genommen. Er entdeckte Eiweißstoffe aus dem Blut, die von Zellen bei Stress ausgeschüttet werden und sich an das Implantat anlagern. Gegen diese Proteine bildet der Körper Antikörper, die zu überschießender Narbenbildung führen. Georg Wick entwickelte auch einen Bluttest, der ein erhöhtes Risiko für die Entstehung einer Kapselfibrose aufzeigen soll.

Interessant ist, dass laut den Recherchen des Pathologen und Immunforschers Georg Wick bei 15–30 Prozent der Brustvergrößerungen diese Kapselfibrosen auftreten, während der Plastische Chirurg Edvin Turkof von 3–5 Prozent spricht, die er dann auch ohne Honorar korrigiert.

Was nicht gerade einfach ist. Bei einer Kapselfibrose kann der Arzt versuchen, die harte Kapsel zu sprengen, indem er sie fest zusammendrückt, bis ein hör- und spürbares Knacken zeigt, dass die Kapsel gebrochen ist – eine sehr schmerzhafte Methode, die kaum angewendet wird. Auch mit Ultraschall kann man versuchen, die harte Kapsel aufzuweichen. Aber meist bleibt der Frau eine weitere Operation nicht erspart, um die Kapsel zu zerschneiden und das Implantat auszutauschen. Doch die Gefahr, dass sich wieder eine Kapselfibrose bildet ist hoch.

Wen die Gefahr einer schmerzenden, hässlich verhärteten Kunstbrust nicht vor der Reise ins Silikon Valley abschreckt – die Liste der Risiken geht noch weiter: Es drohen Narben, Dehnungsstreifen, Gefühllosigkeit der Brustwarzen und Lage-Asymmetrien. Wenn die echte Brust der Schwerkraft folgend weiter langsam absinkt und das Implantat diese Positionsänderung nicht mitmacht, kommt es zur Bildung von zwei Buckeln, sozusagen einer „Doppel-Brust". Oder wenn sich der Warzenhof stärker vorwölbt tritt die rüsselförmige „Snoopy-Brust" auf.

Wenn Frau sich von all den geschilderten Risiken und Komplikationen (die ihr der Chirurg genau erklären muss, im Rahmen seiner Aufklärungspflicht, die laut Ärztegesetz bei einem medizinisch nicht notwendigen Eingriff besonders ausführlich sein muss) nicht davon abbringen lässt, ihre Oberweite aufzupuschen, dann muss ihr klar sein, dass sie nach zehn, spätestens zwanzig Jahren erneut unters Messer muss. Denn jede Brust altert und beginnt zu hängen, mit und ohne Silikon. Werden die Silikonkissen wieder entfernt, dann sind die Brüste so klein wie noch nie. Denn das Volumen des natürlichen Brustgewebes nimmt ab, weil das Implantat von innen Druck ausübt. Was die Krebsvorsorge betrifft, erfordert eine Mammographie vom Radiologen Geschick und spezielle Erfahrung. Geraten wird zur teuren, privat zu bezahlenden Brustuntersuchung mit Magnetresonanz.

Bei der Hälfte aller künstlichen Busen kommt es zu Formveränderungen und Verhärtungen der Brust, fasst

Isabelle Gazar in einem Ratgeber vom Verein für Konsumenteninformation zusammen. Und dass der vergrößerte Busen auch glücklicher macht, scheint zumindest ungewiss. So haben fünf Studien aus Schweden, Finnland, Dänemark, Kanada und den USA gezeigt, dass Frauen, die sich die Brust mit Silikon-Implantaten vergrößern lassen, eine zwei- bis dreifach erhöhte Selbstmordrate haben.

## Risiko Arzt – Geschäft oder Hilfe?

„Das größte Risiko bei einem ästhetischen Eingriff ist jedoch der Arzt selbst", betont die Medizinjournalistin Gisa Bührer-Lucke in ihrem Buch „Die Schönheitsfalle", das sich mit Risiken und Nebenwirkungen der Schönheitschirurgie beschäftigt.

Das Problem: In Österreich wie auch in Deutschland und in der Schweiz befindet sich die Schönheitschirurgie im gesetzlichen Niemandsland. Es gibt keine einheitlichen Ausbildungskriterien für ästhetische Operationen. „Schönheitschirurg", „Kosmetischer Chirurg", „Ästhetischer Chirurg" darf sich jeder nennen, auch wenn er keine chirurgische Ausbildung hat. Jedem Praktischen Arzt ist es vom Gesetz her erlaubt, Fett abzusaugen, Brustimplantate einzusetzen oder die Oberlider zu straffen. Wenn sie eine Ausbildung zum Praktischen Arzt haben, können HNO-Ärzte, Kieferchirurgen, Hautärzte oder Gynäkologen auch ein Face-Lift machen, Brüste vergrößern oder Nasen operieren. Ob der Arzt sein Handwerk ausreichend gelernt hat, überprüft niemand.

Selbsternannte „Kosmetische Chirurgen" oder „Ästhetische Mediziner" schmücken ihre Praxis mit eindrucksvollen Hochglanz-Diplomen, die allerdings oft nur den Besuch bezahlter Wochenendkurse bestätigen. So erzählt ein Plastischer Chirurg bei einer Informations-Veranstaltung über Schönheitschirurgie, bei der er als Gastredner zum Thema Nasenkorrektur eingeladen war. Die Teilnehmer waren vor allem Gynäkologen und Praktische Ärzte. Am Ende des Kongresses erhielten alle ein elegant gestaltetes buntes Zertifikat. Es bestätigte, dass sie einen Fortbildungskurs der „World Academy of Cosmetic Surgery" erfolgreich absolviert haben – nach Bezahlung von 550 Euro Prüfungsgebühr.

Wohlklingende Gesellschaften wie die „World Academy of Cosmetic Surgery" oder auch die „Austrian Academy of Cosmetic Surgery" sind gesetzlich nicht geschützt. Sie können von jedem gegründet und besucht werden. Offiziell anerkannt gibt es nur die Ausbildung zum „Facharzt für Plastische, Ästhetische und Rekonstruktive Chirurgie", die sechs Jahre dauert.

Ab Herbst 2009 soll es an der Donau-Universität Krems eine berufsbegleitende Ausbildung in „Esthetic Face Surgery" geben. Unter der Leitung des Wiener Kieferchirurgen Kurt Vinzenz werden prominente Experten aus dem In- und Ausland fertige Fachärzte für Plastische Chirurgie, HNO, sowie Mund-Kiefer- und Gesichtschirurgie in ästhetischer Gesichtschirurgie fortbilden. Etwa 25 000 Euro kostet der Universitäts-Lehrgang, der mit einem „Master of Science" abgeschlossen wird. Eine Ausgabe, die sich erst wieder mit Face-Lifts, Nasen-Korrekturen und Hängelider-Straffungen amortisieren muss.

Da immer mehr praktische-, Haut-, HNO-, Frauenärzte, Kiefer- und Gesichtschirurgen am Boom um die Schönheit mitnaschen wollen und mit teils aggressiver Werbung auf den Markt drängen, wettern die rund 200 Plastischen Chirurgen in Österreich seit Jahren gegen diesen „Wildwuchs" und plädieren für eine Qualitätskontrolle im Schönheitsgeschäft. Bei Ärzte-Kammer-Diskussionen scheitern sie allerdings an der Lobby der weitaus zahlreicheren anderen Ärzte, die sich das einträgliche Nebengeschäft nicht wegnehmen lassen wollen. Sie argumentieren, die Plastischen Chirurgen und ihre Standesvertreter wollten halt gerne exklusiv das lukrative Feld „Ästhetische Chirurgie“ beackern. Und seien angeblich auch nicht besser dafür ausgebildet.

Erst seit 1988 ist die Plastische Chirurgie in Österreich ein eigenes Fach, vorher war es nur eine Zusatzausbildung der Allgemeinchirurgie. Seit 1991 trägt der Arzt die Bezeichnung „Facharzt für Plastische, Ästhetische und Rekonstruktive Chirurgie“. In seiner Facharztausbildung, die sechs Jahre dauert, lernt der Arzt die Rekonstruktion bei angeborenen Defekten, zum Beispiel eine Gaumenspalte zu operieren, oder nach Unfällen oder Krankheiten den Körper wieder herzustellen wie nach einer Brustkrebsoperation. Weiters verpflanzen Plastische Chirurgen bei Verbrennungsopfern die Haut, nähen eine abgetrennte Hand wieder an oder reparieren Nerven und winzige Blutgefäße. Dabei spielt natürlich nicht nur die Wiederherstellung der Funktion, sondern immer auch die Ästhetik eine große Rolle. Ein Teilbereich der Ausbildung ist die reine „Ästhetische Chirurgie“, die das Aussehen gesunder Menschen verbessern soll, wie die Korrektur von Nasen, Schlupflidern oder Tränensäcken, Face-Lifting, Fettabsaugen, Brustvergrößerung oder -verkleinerung. Jedenfalls ist der Plastische Chirurg der einzige Facharzt, in dessen Ausbildung ästhetische Eingriffe zumindest gesetzlich verankert sind.

Geprüft werden während der Ausbildung insgesamt 515 Operationen und Eingriffe, davon alleine fünfzig rein ästhetisch-chirurgische Operationen wie Face-Lifting, Nasenkorrekturen, Brustvergrößerungen, Fettabsaugen, Laserbehandlungen oder Peelings.

Eine abgeschlossene Ausbildung zum „Facharzt für

Plastische, Ästhetische und Rekonstruktive Chirurgie“ ist allerdings noch kein Garant, dass jeder Jung-Arzt auch alle Schönheitsoperationen perfekt und routiniert machen kann. Denn Plastische Chirurgen werden in öffentlichen Spitälern ausgebildet. Dort lernt der angehende Arzt vor allem Eingriffe, die von der Krankenkassa bezahlt werden, also nur Schönheitsoperationen, die eine klare medizinische oder psychologische Indikation haben wie zum Beispiel Verkleinerungen von extrem schweren Brüsten, die Rückenschmerzen zur Folge haben, das Anlegen von Segel-Ohren bei Kindern, die unter Spott und Hänseleien leiden oder die Korrektur von herunterhängenden Oberlidern, die bereits die Sicht einengen. Diese Schönheitsoperationen werden auch von der Krankenkassa bezahlt. Der Arzt muss sich selbst weiter fortbilden, will er alle privaten Schönheitsoperationen wie Brustvergrößerungen, Face-Lift oder Fettabsaugen routiniert ausüben. Es hängt von der privaten Eigeninitiative des Arztes ab, diese verschönernden Eingriffe bei versierten Kollegen im In- und Ausland zu lernen – was oft viel Geld kostet. Kein Arzt kann 250 unterschiedliche Schönheits-Eingriffe perfekt beherrschen.

So gibt ein Plastischer Chirurg selbstkritisch zu, er sei nach seiner Ausbildung im Wiener AKH „nicht sattelfest“ gewesen und habe um viel Geld „bei Experten meist im Ausland über die Schulter geschaut“.

Plastischer Chirurg ist Berufsziel vieler angehender Ärzte. Die Ausbildungsplätze sind rar und äußerst begehrt, betont Edvin Turkof in seiner Schönheits-Chirurgie-Enzyklopädie. Fast immer müssen Medizinstudenten jahrelang warten und während ihres Studiums meist unentgeltlich wissenschaftlich arbeiten, um eine Ausbildungsstelle zu ergattern. Es mag ja sein, dass der Grund für die Attraktivität dieses Berufes für viele Ärzte ist, dass es eine äußerst interessante, befriedigende Tätigkeit ist, wenn man missgebildeten Kindern, entstellten Unfallopfern oder Krebspatienten wieder zu einem menschenwürdigen Aussehen verhilft. Doch auch ein Arzt muss von etwas leben. Und Schönheitschirurgie ist eine lohnende Einnahmequelle.

Da gibt es die honorigen Universitätsprofessoren, die hauptberuflich an einem öffentlichen Spital kranke Menschen behandeln und ihre Erfahrung mit den rekonstruktiven Eingriffen dazu nützen, in Privatkliniken mit Beauty-Eingriffen ein meist mehr als üppiges Nebengeschäft zu machen. Wer eine Hand annähen oder einen halb verbrannten Körper mit neuer Haut decken kann, für den ist es natürlich eine Leichtigkeit, eine ausgeleierte Brust mit einem Silikonkissen zu stopfen oder mit einer Botox-Spritze die runzelige Stirn zu glätten. Und da es ein einfacher verdientes Geld ist und es auch nicht genügend Stellen an den Abteilungen für Plastische Chirurgie gibt, entscheiden sich manche Plastischen Chirurgen dafür, den kräftezehrenden, schlecht bezahlten Alltag im öffentlichen Spital völlig hinter sich zu lassen. Sie finden dann ihre professionelle Erfüllung in gestylten Schönheitskliniken, wo sie nur noch gegen stolze Honorare Brüste vergrößern, fette Schenkel absaugen und schlaffe Gesichter straffen.

„Steht die kosmetische Chirurgie nicht im krassen Widerspruch zum hippokratischen Eid, der die Erhaltung und Wiederherstellung der Gesundheit eines Patienten zum obersten Ziel hat?“ fragt die Medizinjournalistin Gisa Bührer-Lucke in ihrem Buch „Die Schönheitsfalle“.

Es wird oft vergessen: Bei kosmetischen Eingriffen gibt es keine medizinische Indikation. Der Arzt wird zum Unternehmer, zum Dienstleister. Er behandelt nicht Patienten, sondern er erfüllt die Wünsche seiner gesunden Kunden. Denen hoffentlich bewusst ist, dass sie freiwillig das Risiko auf sich nehmen, durch die Schönheits-Operation vielleicht nicht schöner, sondern krank, verletzt, entstellt zu werden und im schlimmsten Fall sogar zu sterben.

Nach Auskunft der Rechtsabteilung der Wiener Ärztekammer besteht gerade bei Schönheitsoperationen, die ja keine medizinische Indikation haben, besondere Aufklärungspflicht. Der Arzt muss schriftlich und mündlich aufklären, welche Risiken der geplante Eingriff hat. Es gibt zwar verantwortungsvolle Ärzte, die ihre Kunden ausreichend aufklären und bei unrealistischen Wünschen auch wegschicken oder die Konsultation eines Psychologen empfehlen. Doch diese seien in der Minderzahl, beklagt Gisa Bührer-Lucke: „Solange hier Gier und Schönheitswahn aufeinander treffen, wird der Appell an die Vernunft ungehört verhallen, wird der hippokratische Eid beiseite geschoben."

Das Problem: Wie schon gesagt, nicht jeder Arzt kann jeden Eingriff perfekt beherrschen, auch nicht, wenn er „Facharzt für Plastische Ästhetische und Rekonstruktive Chirurgie" ist. Ärzte anderer Fachgruppen, die am lukrativen Schönheitsboom mitnaschen wollen, betonen, dass auch ein Hals-Nasen-Ohren-Arzt es lernt, Nasen-Korrekturen zu machen, oder ein Gynäkologe auch Brust-Operationen durchführt. Oder ein Hautarzt, wenn er sich selber fortbildet und viel Routine hat, vielleicht im Einzelfall besser Fettabsaugen kann, als ein Plastischer Chirurg, dem die weltweit erste Gesichtstransplantation vermutlich mehr professionelle Befriedigung, wissenschaftlichen Ruhm und Anerkennung seiner Kollegen bringt als das mühselige Hantieren mit Fettabsaug-Kanülen, um angefutterte Speckschwarten abzusaugen.

Trotzdem: wenn schon Schönheits-OP dann doch am besten von einem Facharzt für Plastische Chirurgie, empfiehlt ein Plastischer Chirurg und meint launig, „Operieren kann man theoretisch einem Affen beibringen. Wichtig ist das Beherrschen von Komplikationen, das der Plastische Chirurg während seiner sechsjährigen Ausbildung und noch weiteren Jahren als Facharzt an der Ausbildungsklinik lernt." Und er erzählt von vier Patienten, die nach einer Fettabsaugung von nicht chirurgisch ausgebildeten „Schönheits-Experten" mit lebensbedrohenden Infektionen auf Intensivstationen gelandet sind. Bei einer Frau musste die Haut am gesamten Oberschenkel weggeschnitten werden. Solche tragischen Zwischenfälle gelangen nur selten an die Öffentlichkeit, nicht einmal, wenn der Patient stirbt. Verpfuschte Eingriffe werden meist vertuscht, entweder wird der Schaden, wenn möglich, mit weiteren Operationen repariert oder der Betroffene wird finanziell entschädigt.

Wie bei jedem Handwerk sind neben der fundierten Ausbildung Erfahrung und Routine wichtig. Nur die Übung macht den Meister. Schönheitschirurgie ist Handwerk und manchmal Kunst. Da es sich um lebendes Gewebe handelt, ist das Ergebnis nicht vorhersehbar. Kein Arzt kann und muss eine Ergebnis-Garantie abgeben. Wenn der Operierte unzufrieden ist, wird im Falle eines Rechtsstreits ein Gutachter entscheiden, ob das kritisierte Ergebnis eine Fehlbehandlung, also ein vom Arzt verschuldeter Kunstfehler oder eine normale Komplikation eines „lege artis" durchgeführten Eingriffs ist. Der Chirurg ist gesetzlich nicht verpflichtet, gratis zu korrigieren, im Gegensatz zu den USA, wo der unzufriedene Kunde einen gewissen Standard einklagen kann. Daher investieren amerikanische Schönheitschirurgen fast ein Drittel ihres Einkommens in Haftpflicht-Versicherungen, während in Österreich für nahezu läppische 800 Euro 20 Millionen Euro versichert sind. Österreich – Insel der Seeligen für die Schönheitschirurgie!

## Extrem! – Wo sind die Grenzen?

### Der Schnitt im Schritt – Designer-Vagina als neuester Trend

„OP ohne Scham – Schluss mit Tabu!“ Unter solchen Schlagzeilen erzählen Frauen stolz und völlig offen, unter voller Namensnennung und mit Foto, warum sie sich ihre Schamlippen chirurgisch verkleinern ließen und was sich dadurch verbessert hat: Eine kann jetzt länger auf dem Hometrainer radeln und den Sex besser genießen! Hurra! „Frauen sollten vor dem Eingriff keine Angst haben. Ich bin froh, dass ich es gewagt habe!“ betont die Frau. Ihr Hautarzt, ein Spezialist für ästhetische Operationen freut sich über das blühende Geschäft: „Jede Woche führe ich bereits drei Intim-OP's durch!“ Ein Kollege, selber Plastischer Arzt, ätzt: „Man muss halt schauen, dass man mit irgendeinem Thema in die Medien kommt!“

Ab 1 800 Euro kostet bei dem Hautarzt der etwa 90-minütige Eingriff, unter lokaler Betäubung, bei dem er mit einem „Radiofrequenz-Skalpell“ den „Überhang“ der inneren Schamlippen wegschneidet, der von ein paar Millimetern bis über fünf Zentimeter oder mehr reichen kann.

2 800 Euro verlangt einer seiner Konkurrenten, ein Plastischer Chirurg, für diese Korrektur, allerdings inklusive Vollnarkose, denn seine Erfahrung ist, dass Frauen das Herumschnippseln in einer so heiklen Region doch nicht so genau mitbekommen wollen.

Dieser Arzt kritisierte nach dem Bericht seine PR-Beraterin, warum nicht er in der Zeitschrift stehe. Ihre Antwort: Der andere Arzt hat eben ein „Testimonial“ präsentiert, das sich öffentlich zur Designer-Vagina bekennt!

Auch eine Monatszeitschrift des Ärztekammerverlages, die in jedem Ärzte-Wartezimmer aufliegt, berichtete unter dem Titel „Vagina nach Maß – Intim-OP's im Trend" über den neuesten Hit der Körperverschönerung. Der Bericht bemüht sich um Sachlichkeit.

Zitiert wird eine amerikanische Studie mit 163 Patientinnen, wonach zwei Drittel der operierten Frauen bis zu zwei Monate nach der Operation über Schmerzen und Sensibilitätsstörungen klagen. Sechs Monate später sind aber 90 Prozent mit dem Ergebnis des Eingriffs zufrieden.

Auch das Fernsehen hat sich schon des Trendthemas angenommen. Als RTL den Doku-Film „Operation: Intimbereich – Der Schnitt im Schritt" zeigte, stellte die deutsche „Bild" die Frage: „Will man so was im TV sehen?" Die Gestalterin des Film konterte: „Die Zahl der Intim-Op's ist extrem gestiegen. Wir zeigen nur, was Deutschland bewegt."

Schönheitsoperationen im Intimbereich haben tatsächlich zurzeit die stärksten Zuwachsraten aller ästhetischen Eingriffe. In den USA haben Vaginal-Korrekturen um dreißig Prozent zugenommen. Nach dem deutschen Sexreport wurden in Deutschland geschätzte 20 000 ästhetische Eingriffe an den Schamlippen vorgenommen. In München gibt es bereits ein Zentrum, das sich völlig auf „plastische und wiederherstellende Chirurgie im weiblichen Schambereich, kurz Intimchirurgie" unter dem interessanten Namen „Sensualmedics" spezialisiert hat. Im Internet wirbt es für die Vaginalverjüngung so: „Schwangerschaften und Geburten gehören zu den schönsten und prägendsten Erfahrungen weiblicher Biografien. Doch Geburten, hormonelle Umstellungen und Alterseinflüsse hinterlassen Spuren. Der eigene veränderte Körper wird oft als fremd und weniger attraktiv erlebt." Die Ärzte versprechen Heilung von diesen angeblichen „sexuellen Dysfunktionalitäten".

Den Grund für den Boom sehen Experten darin, dass die Schamgegend weniger tabuisiert ist als früher. Und vor allem der allgemeine Rasier-Wahn. Die Darstellung des geheimnisvollen dunklen Dreiecks der Frau galt früher in der Malerei als hocherotisch. Heute geben bei Umfragen unter Studentinnen fast neunzig Prozent an, im Intimbereich rasiert zu sein. Durch den wachsenden Mode-Trend zur Schamhaar Rasur werden jetzt sichtbare Schamlippen plötzlich als unästhetisch empfunden.

Breitere öffentliche Aufmerksamkeit erregte das Thema, als im März 2007 im renommierten Fachjournal „British Medical Journal“ zwei Londoner Ärztinnen ihre Kollegen vor diesem Trend warnten. Demnach habe sich in England die Zahl der Schamlippenkorrekturen von 1998 bis 2005 versechsfacht. Insgesamt wurden in den Jahren 2004/05 achthundert Schamlippenreduktionen allein vom staatlichen Gesundheitsdienst, also als Krankenkassa-Leistung vorgenommen, sechsmal mehr als sechs Jahre zuvor, dabei blieben privat bezahlte Eingriffe nicht berücksichtigt.

Nicht nur in England und im Schönheitstrend-Mekka USA, auch in Deutschland und Österreich sind immer mehr Frauen mit dem Aussehen ihrer Genitalregion unzufrieden. Nur was ist zu groß? „Derzeit herrscht der Trend, dass in aufrechter Position und entblößtem Zustand die inneren Schamlippen nicht sichtbar sein sollen.“ schreibt der Plastische Chirurg und Buchautor Edvin Turkof in seinem vor kurzem erschienen Ratgeber „Schamlippenkorrektur“. Der Arzt vertritt die Ansicht: „dass die Korrektur der inneren Schamlippen die gleiche „Berechtigung“ aufweist wie etwa die Korrektur von Tränensäcken. Beides ist gleich notwendig oder gleich überflüssig.“

Edvin Turkof, der selber drei bis viermal im Monat den Eingriff durchführt und bisher rund hundert Frauen an den Schamlippen operiert hat, sieht seine Arbeit durch überwiegend zufriedene Kundinnen bestätigt. Zwanzig Prozent seiner Patientinnen beklagen, dass sie sich durch angeblich zu große Schamlippen beim Sport und Sex eingeschränkt fühlen. Doch der Großteil der Frauen empfindet ihre Intimregion einfach als nicht schön. Doktor Turkof betont, dass er die Ratsuchenden natürlich aufklärt, falls die inneren Schamlippen eine erogene Zone sei, diese nach der Operation weg sei. Doch den Frauen scheint dies egal. In seinem Buch beschreibt er minutiös Schnittführung, zeigt Vor- und Nachher-Bilder und wundert sich selbst immer wieder über die reiche Formenvielfalt der kleinen Labien.

Der Schönheitsexperte betont: Die Frauen und er als ihr Operateur sind mit dem Ergebnis durchwegs zufrieden. Die Narben fallen kaum auf. Schöne neue Welt der Intimkorrektur!?

Bei einer Podiumsdiskussion über Schönheitsoperationen erklärt der Chirurg fasziniert, dass es die „normalsten“ überhaupt nicht zickigen Damen und Mädchen sind, die diese „Verschönerung“ wollen. Keine einzige sagt, dass ihr Partner diesen Eingriff wünscht. Sie selbst störe es, wie das „raushänge, das sei unappetitlich, frau wolle nicht, dass man es sieht“. Für Edvin Turkof ist die Schamlippen-Korrektur keine Modewelle, sondern ein echter Akt der Emanzipation der Frau. Die sich selbst etwas Gutes tut, ohne jemandem gefallen zu wollen.

Nur was ist eigentlich zu groß? Die Größe und Form der Labien sind von Natur aus höchst unterschiedlich. Sieht man in der Sauna oder im FKK-Bad genauer hin, dann entdeckt man, dass bei sehr vielen Frauen die inneren Schamlippen herausgucken. Das ist ganz normal und hat früher niemanden gestört. Es gibt allerdings tatsächlich extreme Ausprägungen. Manchmal meint es die Natur zu gut und die inneren Schamlippen hängen vier, fünf Zentimeter zwischen den Äußeren hervor, von Ärzten manchmal wenig charmant „Hottentotten-Schürzen" genannt. Das kann tatsächlich gesundheitliche Probleme machen, beim Radfahren stören, die empfindliche Haut kann austrocknen oder an der Kleidung scheuern. Doch diese Laune der Natur liegt nach Angaben von Gynäkologen im Promill-Bereich und wurde immer schon operiert – meist auf Kosten der Krankenkassa.

Bei der überwiegenden Mehrheit der Frauen, die mit dem Wunsch nach einer Designer-Vagina den Arzt aufsuchen, sind es ästhetische Überlegungen. Die Risiken des Eingriffs werden in Kauf genommen: Infektionen, Entzündungen, aber auch Verlust des Hautempfindens, Narbenschmerzen und narbige Verziehungen. Die Sexualmedizinerin Elia Bragagna warnt, dass die Schamlippen nicht nur eine Schutzfunktion haben, sondern auch wichtig für den sexuellen Erregungsaufbau sind. Bei Berührung verstärkt sich ihre Durchblutung und Empfindsamkeit und damit auch die Erregung. Bragagna kritisiert, dass die Operateure meist keine Ausbildung in Sexualmedizin haben. Sie zerstören Gefäße, die Feuchtigkeit gewährleisten und durchschneiden Nervenbahnen, die für das Lustempfinden der Frau wichtig sind.

So schreibt Waris Dirie, bekannt für ihre Aufklärungsarbeit über die weibliche Beschneidung in Afrika, in ihrem Buch „Schmerzenskinder": „Ich stehe noch immer unter Schock. Dass Menschen auf die Idee kommen, aus Gründen der Schönheit an ihren Geschlechtsorganen herumschnipseln zu lassen – das haut selbst mich um. Mal abgesehen von der Frage nach der Sinnhaftigkeit: Ist es denn legal, eine Vagina operativ hübsch zu machen?"

Es ist paradox: Frauen, die auf die Straße gegangen sind um gegen die Genitalverstümmelung in afrikanischen Ländern zu demonstrieren, lassen jetzt ihre eigenen Geschlechtsteile chirurgisch „verschönern". Und wiederholen, was Ärzte und Medien behaupten: Das sei etwas anderes, da freiwillig und die Klitoris werde ja nicht angetastet.

Doch auch in den kritisierten Kulturkreisen, die weibliche Genitalien traditionell beschneiden lassen, wird eine operativ unveränderte Vulva oftmals als unästhetisch betrachtet. Auch wenn westliche ästhetisch motivierte Genitaloperationen keinen negativen Einfluss auf die weibliche Sexualität haben, sehen Sozialwissenschafterinnen wie Kathy Davis Parallelen: „Unter den Hauptmotivationen, welche von afrikanischen Frauen hervorgebracht werden, die Operationen an den weiblichen Genitalien befürworten, befinden sich Verschönerung, Erhabenheit über die Scham sowie der Wille, sich gesellschaftlich anzupassen; dieselben Gründe sind auch für amerikanische Frauen wichtig, welche kosmetische Operationen an ihren Labien durchführen wollen."

Das Ideal der Jugendlichkeit wird bis in die Intimzone fortgesetzt. Hinter dem Wunsch nach der Designer-Vagina steckt eine verzerrte Wahrnehmung von dem, was normal ist. Die Intimzone soll aussehen wie eine „geschlossene Muschel", die äußeren Schamlippen sollen die inneren vollständig verdecken, wie bei einem 12-jährigen Mädchen. Das derzeitige Schönheitsideal orientiert sich an Bildern aus Porno-Magazinen, die meist retuschiert sind. Pornostars haben bereits oft korrigierte Genitalien. „Eine Studie zeigt, dass jedes vierte Mädchen zwischen 12 und 14 Jahren bereits einen Porno konsumiert hat. Das heißt der Einstieg findet sehr früh statt. Und fast jede Frau hat Bedenken, ob ihre Vagina „schön" ist. Die Frauen sind komplett unsicher." beklagt Sexual-Medizinerin Elia Bragnagna.

Auch 50 Prozent der Burschen beziehen ihre sexuellen

Informationen aus Pornofilmen. Und setzen ihre Freundinnen manchmal unter Druck, weil sie sie mit Pornostars vergleichen.

Recherchiert man im Internet, stößt man allerdings auch auf genau das Gegenteil: Porno-Models mit besonders großen Labien, natürlich auch sauberst rasiert! Kleine Schamlippen als Trend, der schon wieder einen Gegentrend hat! Auch Pornostars ohne genitale Komplettrasur, sondern mit natürlichem „Wildwuchs“ finden bereits viele Verehrer!

Der Grund für den derzeitigen Boom der Schamlippenkorrektur scheint neben dem Rasierwahn unter anderem auch die Geldgier vieler Ärzte zu sein, die vor allem im Internet massiv dafür werben. Alle Ärzte, mit denen ich über dieses Thema gesprochen habe, erklärten mir, dass das Verkleinern oder völlige Wegschneiden der inneren Schamlippen ein ziemlich einfacher Eingriff ist, der für den geübten Plastischen Chirurgen, Hautarzt oder Gynäkologen technisch kein Problem ist. Und es ist egal, ob mit einem Skalpell, einem Radiofrequenzgerät oder einem Laser die Haut entfernt wird. Wenn nichts daneben geht, verheilt die Wunde sehr gut, Narben fallen nicht auf. Studien zeigen, dass es fast keine Komplikationen gibt. Das Ganze ist wesentlich einfacher als Augenlider-Straffen oder Nasen-Korrigieren und daher ein schnell verdientes Geld. Wird der Eingriff unter Vollnarkose gemacht, so verdient auch der Anästhesist noch was dazu. Angebot schafft Nachfrage! Und selbst die kritischsten Medien-Artikel sind durch Thematisierung immer auch eine gewisse Werbung.

Neben den Schamlippen-Korrekturen werden noch andere Eingriffe in der Intimregion angeboten wie das Aufpolstern des Schamhügels und zur Luststeigerung die Entfernung der Vorhaut der Klitoris oder die Verengung (Verjüngung) der Scheide. Ganz besonders leicht verdientes Geld ist die G-Punkt- oder Klitoris-Vergrößerung mittels Eigenfett- oder Hyaloronspritze.

Vergleichbar zur Designer-Vagina nimmt auch die ansonsten religiös oder medizinisch begründete Beschneidung bei Männern aus rein ästhetischen und hygienischen Gründen zu, genau wie Intimpiercing. Was mich allerdings etwas verwundert ist, dass bei dem doch wachsenden Schönheitsbewusstsein der Männer die „Scrotal-Plastik", auf Deutsch die Hodensackstraffung erst vereinzelt angeboten wird, beispielsweise von einer Schönheitsklinik in Leipzig. Denn angesichts der „jugendlich-straffen Designer-Vagina" sollte da nicht schon alleine als ausgleichende Gerechtigkeit doch auch das beste Stück des Mannes wieder jugendlich frisch begleitet werden, oder? Denn wie der alte Spruch besagt: „Wenn die Glocken länger hängen als der Strick, dann ist der Mann alt!" (copyright meine Oma!).

## Knochen brechen für die Schönheit

In der westsibirischen Stadt Kurgan lassen sich junge Russinnen die Knochen brechen und so die Beine verlängern. In der Hoffnung, mit den längeren Beinen die Karriereleiter schneller zu erklettern, eine Model-Karriere zu starten oder sich einen reichen Mann zu angeln. Denn lange Beine gelten als sexy. Und dieses Schönheitsideal ist machbar: Bis zu fünfzehn Zentimeter mehr Länge sind möglich.

Auch aus Japan und Südkorea, wo ebenfalls viele Mädchen längere Beine wünschen, kommen Chirurgen zum Studium der Technik in die sibirische Stadt.

Die heute weltweit angewandte Methode wurde vor einem halben Jahrhundert von dem sowjetischen Arzt Gavril Ilizarov entwickelt, um Kriegsverletzungen und angeborene Missbildungen zu behandeln. Ilizarov fand heraus, dass der menschliche Körper einen Spalt im Knochen durch ständiges Nachwachsen schließt. Wird der Unterschenkel gebrochen und der entstehende Spalt kontinuierlich vergrößert, verlängert sich der Knochen. Um den Knochen zu dehnen, entwickelte Ilizarov eine Metall-Konstruktion, den Ringfixateur, der fest um das Bein montiert wird. Drähte und Schrauben ragen aus offenen Wunden, durch das Drehen der Schrauben wird der Knochenspalt immer wieder vergrößert. Ein Millimeter Verlängerung pro Tag sind möglich. Das Strecken dauert monatelang und ist äußerst schmerzhaft.

Da es offene Wunden gibt, ist das Infektionsrisiko sehr hoch. Daher wurde die Methode in Deutschland weiterentwickelt. Dabei werden von Mini-Elektromotoren angetriebene Marknägel in den Knochen implantiert, die dreimal am Tag durch die Haut über einen eingebauten Sender Impulse empfangen und so den Knochen strecken.

Die langwierigen Knochenverlängerungen werden übrigens auch in Österreich eingesetzt. Allerdings nicht zu Schönheitszwecken, sondern nur um angeborene oder unfallbedingte Beinlängen-Differenzen zu behandeln. Das bezahlt dann auch die Krankenkassa. Will man mit der eleganteren und schmerzärmeren deutschen Methode die Beine für Schönheitszwecke verlängern, kostet das rund 100 000 Euro. Daher boomt die russische Knochenstrecker-Technik nach wie vor, trotz ihrer Brutalität. Denn in Kurgan bekommt man schon um zwei bis dreitausend Euro lange Beine.

Nicht nur in Russland und Europa, auch jenseits des großen Teichs werden Knochen für die Schönheit gebrochen. Was tun, wenn die kleine Zehe hässlich aus der Manolo Blahnik-Sandale quillt? Dann nur weg damit! Der Mittelzeh ist zu lang? Bitte kürzen! Fußverschönerungen sind der letzte Schrei. Während die meisten österreichischen

Fußorthopäden einen Hallux valgus oder eine Hammerzehe nur operieren, wenn der hässliche Ballen auch schmerzend im Schuh drückt, ist in den USA eine rein kosmetische Fußoperation schon gang und gebe. Auch Botox lassen sich betuchte Frauen in die Füße spritzen, damit sie ihre High-Heels ohne Schmerzen den ganzen Tag tragen können.

Aschenputtel lässt grüßen: Was nicht in den Schuh passt, wird passend gemacht.

Beine und Füße als misshandelte Sklaven einer vom Schönheitswahn befallenen Gesellschaft.

## Wahrnehmungsstörungen – wenn Schönheit zum Zwang wird

Viele Menschen, selbst Supermodels, sind mit dem Aussehen ihres Gesichts oder Teilen ihres Körpers unzufrieden. Das kann die Form der Nase sein, die abstehenden Ohren oder der zu kleine Hängebusen. Das ist noch kein Problem. Doch das Idealbild vom „schönen“ Körper kann auch zur fixen Idee, zur Obsession werden. Es gibt Menschen, die Teile ihres Körpers – das Gesicht, die Haut, den Busen, das Gesäß, Arme oder Beine – als extrem hässlich empfinden, obwohl Außenstehende keinen oder nur einen minimalen Makel wahrnehmen können. Diese Menschen haben eine krankhafte Angst vor der eigenen Hässlichkeit. Sie sind der festen Überzeugung, stark entstellt zu sein.

### Unkontrollierbarer Drang

Den nicht mehr kontrollierbaren Drang, sich permanent mit dem Streben nach Schönheit in Stress zu versetzen nennen die Psychiater Dysmorphophobie, oder Körperdysmorphe Störung, kurz BBD nach der englischen Bezeichnung für Body Dysmorphic Disorder.

Dysmorphophobie stammt aus dem Griechischen und heißt „Angst vor Hässlichkeit".

Charakteristisch für diese Körperwahrnehmungs-Störung ist, dass der Betroffene ständig den eingebildeten Makel im Spiegel kontrolliert und versucht, ihn zu kaschieren, mit Kleidung oder Make-up.

Die Überzeugung, durch den Defekt entstellt zu sein, erzeugt hohen Leidensdruck und kann in sozialer Isolation, Depression und Selbstmordwunsch münden.

Die Ursachen dieser Körperwahrnehmungsstörung sind noch kaum erforscht. Das Leiden beginnt meist in der Pubertät und kann bis ins hohe Alter reichen. Vermutlich ist es die krankhafte Angst vor Zurückweisung, anerzogene soziale Gefallsucht oder eine nicht erkannte Depression. Diskutiert werden auch genetische Veranlagungen für psychische Störungen und ein Ungleichgewicht des Gehirnbotenstoffes Serotonin.

Prominente Beispiele für Dysmorphophobie sind der verstorbene Popsänger Michael Jackson mit seiner gebleichten Haut und sich auflösender Nase, Schauspielerin Cher mit angeblich 27 kosmetischen Operationen oder das Busenwunder Lolo Ferrari, die nach sechs gigantischen Brustvergrößerungen mit erst 30 Jahren unter mysteriösen Umständen verstarb.

Zum Krankheitsbild gehört der Gang zum Schönheitschirurgen. Bis zu 15 Prozent aller Klienten von Ästhetischen Chirurgen leiden vermutlich an dieser Störung. Doch eine Operation lindert den Leidensdruck der Patienten selten, kann die Symptome sogar verstärken. Die Betroffenen sind nachher noch unzufriedener und hoffen, dass weitere Operationen den eingebildeten Makel beseitigen. Ein Teufelskreis. Ein großes Problem ist, dass die aufgesuchten Dermatologen, Plastischen Chirurgen oder HNO-Ärzte diese Störung meistens nicht diagnostizieren und aus Geldgier viele Behandlungen ohne ausreichende Indikation durchführen.

Insgesamt gelten rund ein bis fünf Prozent der Gesamt-Bevölkerung als betroffen. Die Dysmorphophobie gewinnt an Aktualität in der heutigen Zeit mit ihrem immer höhern gesellschaftlichen Druck zu körperlicher Attraktivität und den Medien, die immer mehr suggerieren, dass Schönheit käuflich wird.

Aus eigener Kraft gelingt der Ausstieg aus der Krankheit nur selten. Der wichtigste Schritt zur Heilung von Körperwahrnehmungs-Störungen ist die Einsicht, dass man psychisch erkrankt ist. Bewährt haben sich Verhaltenstherapie und antidepressive Medikamente, die den gestörten Serotoninspiegel ins Lot bringen. Der Erfahrung nach kann so zwei Dritteln der Patienten geholfen werden.

Auch eine Art Körperwahrnehmungs-Störung ist die „Tanorexie", die Sucht nach stark gebräunter Haut. Das übertriebene Verlangen, die Haut ständig zu bräunen, lässt Betroffene süchtig nach der Sonnenbank werden. Nach dem Motto: Braun ist schön – blass ist hässlich. Bekannte Risiken des ständigen Grillens wie vorzeitige Hautalterung, Pigmentstörungen und Hautkrebs werden beiseite geschoben. Dass Solarien süchtig machen können, hat auch eine Amerikanische Studie gezeigt. Demnach reagierten Bräunungs-Süchtige bei Verbot der Sonnenbank mit üblichen Entzugserscheinungen wie Übelkeit, Zittern und Stimmungstief. Der Grund: Die stimmungsaufhellende Kunstsonne fördert die Ausschüttung des antidepressiven Glückshormons Serotonin und verbessert so das Wohlbefinden.

## Schön durch Amputation?

Seit dreißig Jahren wird eine extrem krasse Persönlichkeitsstörung in medizinischen Fachzeitschriften diskutiert. Body Integrity Identity Disorder, kurz BIID, zu Deutsch: körperliche Unversehrtheitsidentitätsstörung.

Typisch für diese Störung ist der Amputationswunsch. Der Betroffene sehnt sich nach einem „unvollständigen" Körper, nach dem Körper eines Behinderten. Er erlebt Teile oder Funktionen seines Körpers als überflüssig oder störend. Dabei entsteht der oft als überwältigend erlebte Wunsch, eine oder mehrere Gliedmaßen zu amputieren, das Rückenmark zu durchtrennen oder eine andere Funktion, die Hörfähigkeit, oder die Sehfähigkeit aufzuheben.

Psychiatrische Therapieversuche sind meist erfolglos. Die Betroffenen beteuern, dass nur der ersehnte Eingriff ihre Identität mit ihrem Körper in Einklang bringen kann. Das Bedürfnis, seinen echten Körper dem gestörten Körperschema anzupassen, kann so übermächtig werden, dass es zu Versuchen mit Selbstverstümmelung kommt.

So meldeten die Zeitungen kürzlich, dass ein Australier sein seit 25 Jahren verhasstes rechtes Bein amputieren ließ. Er hatte seinen Fuß sechs Stunden in Trockeneis gestellt, bis er abgestorben war und die Ärzte das Bein unterhalb des Knies amputieren mussten.

Das Syndrom ist bisher nicht offiziell als Krankheit anerkannt und stößt in Ärztekreisen an die Grenzen der körperlichen Selbstbestimmung.

Ärzte weigern sich normalerweise, unnötige Amputationen vorzunehmen. Bis auf den schottischen Arzt Dr. Robert Smith, der den Begriff „BIID" prägte. Er hatte Ende der neunziger Jahre bei zwei Patienten jeweils ein Bein amputiert mit dem Argument, dass sie selbstmordgefährdet waren.

Nach einem Bericht der BBC verboten die britische Ärztekammer und das schottische Nationalparlament weitere Amputationen gesunder Gliedmaßen, aus Angst, dass es zu einem „Amputationstourismus“ kommt.

# Wie das Geschäft funktioniert

## Retusche ist die Regel

Schönheitsideale hat es immer schon gegeben. Doch waren sie früher der herrschenden Oberschicht vorbehalten. Erst mit dem Aufkommen der Massenmedien wurden Schönheitsideale der breiten Masse auch bekannt. Ob man es will oder auch nicht: Die ständige Konfrontation mit homogenen Schönheitsnormen in den Medien prägt heute die Wahrnehmung des eigenen äußeren Erscheinungsbilds.

Die Medien tragen dazu bei, dass aus der Faszination an der Schönheit ein Schönheitswahn wird. Lifestyle-Zeitschriften führen uns unsere Unzulänglichkeiten schonungslos vor Augen, um auf der nächsten Seite Abhilfe zu versprechen – mit Diät, Kosmetik, Fitnesstipps oder Schönheitsoperationen.

Die Botschaft der Medien lautet: Jeder hat den Körper, den er verdient! Schönheit wird zum persönlichen Verdienst. Voraussetzung für eine Modelfigur sind harte Arbeit und Disziplin, viel Zeit und viel Geld. Der Körper ist nicht mehr von Gott und den Genen geschenktes Schicksal, sondern etwas Formbares, Erschaffbares, ähnlich Plastilin.

In manchen Frauenzeitschriften wird der biologisch normale Körper einer Frau zur einzigen „Problemzone" deklariert, verunstaltet durch „Krankheiten" wie weibliche Rundungen, Cellulite, Falten und Körperbehaarung. Nahezu jede erscheint reparaturbedürftig, wie Ratschläge zur Verbesserung von zu dicken Körpern, zu dünnen Haaren, zu faltiger Haut, zu kleinem Busen, zu schwabbeligen Hüften suggerieren.

So vermutet Waltraud Posch sogar, dass die Menschen ohne die Medien mit ihrem Aussehen glücklicher wären. „Mangelnde Schönheit wird zum persönlichen Versagen, wenn sich eine ganze Gesellschaft einreden lässt, der schöne Körper sei unbegrenzt produzierbar."

Das perfekte Vorgaukeln einer künstlichen, geschönten Wirklichkeit beeinflusst unseren Alltag. Auch wenn uns eigentlich bewusst ist, dass die aufreizend perfekten Hochglanz-Bilder der Berufs-Schönheiten nur eine optische Illusion sind. Heute erscheint fast kein professionelles Foto eines Models oder Stars mehr, ohne vorheriger Korrektur am Computer. Retusche ist bei Fotos die Regel. Die Bilder sind eine Lüge. Und trotzdem ist es schwierig, sich der Faszination des veröffentlichten Schönheitsideals zu entziehen.

Für ein professionelles Shooting dauert das Styling oft einen ganzen Tag. Die Models oder Stars werden stundenlang geschminkt, frisiert und hergerichtet. Die Kulisse und die Kamera-Beleuchtung werden getestet. Danach werden die Fotos noch am Computer rund um erneuert: Nasen werden begradigt und verschmälert, das Kinn verkleinert, die Backenknochen erhöht, die Zähne strahlend weiß gemacht, die Augen vergrößert und Glanz gezaubert, sämtliche Hautunreinheiten und Fältchen werden entfernt, die Beine verlängert, der Busen vergrößert, der Bauch- und Hüftspeck verringert. Das Ergebnis ist ein künstliches „Pixelwesen", das mit der Realität nur mehr wenig zu tun hat – ein unerreichbares Ideal.

So bekannte Pro7-Moderatorin Sonya Kraus in einem Interview in der TV-Woche: „Ich bin eine Mogelpackung!". Sie wird vor jeder Aufzeichnung stundenlang frisiert, geschminkt, der Busen mit Push-ups vergrößert, die Haare mit Haarteilen und die Augen mit farbigen Kontaktlinsen aufgepeppt.

Alice Schwarzer schreibt dazu in ihrem Buch „Die Antwort“: „Die realen Frauen sind längst abgeschafft. Selbst die halb tot gehungerten Models werden an den Computern nochmals ‚schlanker‘ gemacht. Die Idole, die wir zu sehen bekommen, sind längst keine Menschen aus Fleisch und Blut mehr, sondern Computer-Simulationen. Heraus kommt für Millionen Frauen ein chronisch schlechtes Gewissen, nicht dem Ideal zu entsprechen, plus dauerhafte Minderwertigkeitsgefühle.“ Als das Allerschlimmste bei allem sieht die Feministin, dass die Frauen sich selbst die ärgsten Feindinnen sind und zu gnadenlosen Vollstreckerinnen der Magersucht werden. Sie stacheln gegenüber ihren Geschlechtsgenossinnen: „Du bist aber dicker geworden!“. Nachdem sie die äußeren Fesseln abgelegt haben, legen sie sich selbst in innere. „Die Mehrheit der Männer findet an diesen unsinnlichen Knochengerüsten in Wahrheit keinen Gefallen – gleichzeitig aber sind sie es, die das Ideal von der körperlich entweiblichten Frau geschaffen haben,“ schreibt Schwarzer. „Es bleibt jedoch der eigenartige Widerspruch, dass die Männergesellschaft objektiv ein Frauenideal schafft, das den meisten Männern subjektiv missfällt. Ideologie sticht Realität.“

Neben den Fotos sind auch die Texte vielfach eine Lüge. Schönheits-Redakteurinnen können häufig nicht die ganze Wahrheit sagen, sie müssen die „Wahrheit“ der Schönheitsindustrie im Auge behalten. Waren werden listig hinter journalistischen Artikeln versteckt. Denn ein redaktioneller Beitrag ist oft Bedingung für das Aufgeben eines kostspieligen Werbeinserates.

Kein Wunder, dass die hochgelobte neue Cellulite-Creme bei unabhängigen Tests zum Beispiel vom Konsumentenverband dann überhaupt nicht wirkt.

## Vom Arzt zum Dienstleister – Werbeverbot gefallen

2003 wurde in Österreich das früher geltende Werbeverbot für Ärzte gelockert, vor allem als Antwort auf das immer größere Angebot von preisgünstigen Schönheits-Operationen oder Zahnbehandlungen in benachbarten Ländern wie Tschechei und Ungarn, die mit auffälligen Inseraten in österreichischen Medien schönheitswillige Österreicher über die Grenzen lockten. Die heimischen Ärzte protestierten gegen diesen Wettbewerbsnachteil. Jetzt dürfen sie auch in Österreich werben, die Information muss allerdings richtig, seriös und nicht marktschreierisch sein.

Blättert man in deutschsprachigen Frauen- und Lifestyle-Magazinen, rühren immer die gleichen Schönheitsexperten mit bezahlten Inseraten emsig die Werbetrommel. Und uninformierte Konsumenten lassen sich nur allzu leicht von glamourösen Medien-Auftritten und Webseiten gewisser „Beauty-Docs" blenden. Wenn man etwas genauer nachliest, dann sind es oft genau jene Ärzte, die auch im redaktionellen Teil des Blattes zu den allerneuesten „Weekend-Liftings", „Body-Harmonisierungen" oder „natürlichen Brustvergrößerungen" interviewt werden und auf äußerst zufriedene Kundinnen verweisen.

Meist werden beeindruckende Vorher-Nachher Fotos präsentiert, übrigens eine in Deutschland inzwischen verbotene Werbemaßnahme. Jeder Insider – ob Journalist, PR-Berater oder Arzt – kennt die Praxis mancher Zeitschriften: Wer fleißig um tausende Euros inseriert, bekommt als Belohnung einen redaktionellen Bericht. Oder umgekehrt: Der Arzt, die Beauty-Klinik schalten das teure Inserat nur, wenn sie auch im Blatt ohne der Kennzeichnung „bezahlte Anzeige" vorkommen.

Beauty-Ärzte schalten aber nicht nur bezahlte Anzeigen, die als „entgeltliche Einschaltung" gekennzeichnet sind. Es gibt auch die Möglichkeit eines „Druckkostenbeitrags“, um einen redaktionellen Artikel im Blatt zu bekommen, der aussieht, als hätte der Journalist ihn recherchiert und geschrieben. Angebot schafft Nachfrage.

Ein Beispiel gefällig? Es erscheint in einem Magazin ein redaktioneller Bericht über neue Operationsmethoden. Ärzte werden vorgestellt, die auch neben der Story in einer Liste der besten Beauty-Chirugen aufgeführt sind: Ein Plastischer Chirurg, der auch regelmäßig bezahlte Inserate in der Zeitschrift schaltet, erklärt eine neue Brustvergrößerungsmethode. Über Risiken und fehlende Langzeitbeobachtungen dieser teuren, bei Plastischen Chirurgen sehr umstrittenen Methode steht in dem Bericht kein Wort.

Ein anderes Beispiel. Ein Beauty-Experte ist Praktischer Arzt, der in derselben Ausgabe ein Werbe-Inserat geschaltet hat. Der als „Schönheitschirurg“ bezeichnete Praktische Arzt präsentiert ein von ihm entwickeltes neues Verfahren, zu kleine Brüste dauerhaft aufzupolstern. Abgesaugtes Fett wird mit Stammzellen vermischt, die neues Fettgewebe bilden sollen. Langfristig sollen so ein bis zwei Körbchengrößen mehr als zuvor bleiben.

Ich selbst habe bereits vor zwei Jahren für die „Zeit im Bild 2“ einen TV-Beitrag über dieses „aus Po wird Busen-Wunder“ produziert. Mich hat gewundert, dass ausgerechnet ein Praktischer Arzt eine Methode beherrscht, die zwar wissenschaftlich erforscht wird, aber nicht einmal im Labor und Tierversuch bisher richtig funktioniert.

Der Bericht zeigt den Arzt beim Absaugen des Fetts, das er dann mit eben aus diesem Fett gewonnenen Stammzellen vermischt – in seiner Ordination, ohne Mundschutz. Im anschließenden Studio-Interview in der ZIB 2 kündigt der Österreichische Ärztekammer-Präsident eine Überprüfung der Praxis dieses Arztes an. Das geschieht auch tatsächlich. Sowohl die Österreichische Gesellschaft für

Qualitätssicherung in der Medizin als auch die MA 15, der Gesundheitsdienst der Stadt Wien, beanstanden Hygiene-Mängel. Der Praktische Arzt bekommt extrem strenge Auflagen – die er laut Auskunft der Ärztekammer erfüllt. Der Arzt wechselt die PR-Agentur. Filmausschnitte auf seiner Website zeigen ihn jetzt beim Fettabsaugen mit Mundschutz. Mein „Zeit im Bild 2“ Beitrag wird übrigens im sonst sehr ausführlichen „Pressespiegel“ auf der Website des Arztes natürlich nicht erwähnt ... genauso wenig wie ein Test vom Konsumentenschutzverband, der die Beratung von neun Ärzten vor einer Fettabsaugung überprüfte. Dort landete dieser Arzt abgeschlagen auf dem letzten Platz.

Doch die Werbung geht weiter!

Eine Gesundheits-Redakteurin einer Frauenzeitschrift bestätigte im anonymen Interview, dass rund achtzig Prozent ihrer Artikel auf Initiativen der Anzeigenabteilung beruhen – der Druck Geld einzunehmen, macht eben auch vor der Redaktion nicht Halt. Sie berichtet aber auch, dass manche Ärzte, unterstützt von PR-Agenturen teils vehement versuchen, in die Zeitschriften hineinzukommen. Sie schalten nur bezahlte Anzeigen, wenn auch ein „redaktioneller Artikel“ von ihnen gedruckt wird. Oder es wird ein Inserat geschaltet, und das richtige „redaktionelle Umfeld“ ausgehandelt. Die Kosten belaufen sich von etwa 1 000 bis 15 000 Euro pro Seite, je nach Auflagenstärke und Prestige der zahlreichen Frauen-Zeitschriften.

Es gibt auch andere Wege für Ärzte, in den Medien präsent zu sein. Durchblättert frau populäre Schönheits- und Lifestyle-Magazine, stößt sie im Beauty-Teil auffallend oft auf immer die gleichen Experten, die auch gern gesehene Gäste auf Society-Partys sind.

Diese schicken Ärzte sind sehr oft gut befreundet mit genauso schicken Journalistinnen, die sie sogar zum

„Selbstkostenpreis" verschönern. Als Dank dafür wird dann begeistert über die neueste Cellulite- oder Falten-Behandlung geschrieben. Interessant ist, dass die gleichen Verschönerungs-Techniken bei unabhängigen Tests beispielsweise vom Verein für Konsumenteninformation meist keine Wirkung zeigen.

Berichte von Schönheitsbehandlungen sind sehr oft nicht von unabhängigen Journalisten professionell recherchierte Informationen, sondern ein mehr oder weniger bearbeiteter „Pressetext" vom Arzt selber oder seiner PR-Agentur.

Das heißt, wenn über eine neue Faltenbehandlung oder neue Fett-Weg-Therapie eine positive Story geschrieben wird, bedeutet das noch lange nicht, dass diese Schönheitsmethode tatsächlich gut wirkt und sicher ist, das heißt auch nicht, dass der Arzt, der im Bericht interviewt wird, der beste Experte ist. Es bedeutet meist nur, dass der Arzt entweder viele Inserate schaltet – diese müssen nicht in der selben Ausgabe der Zeitschrift sein wie der Artikel – oder einen „Druckkostenbeitrag" leistet, eine geschickte PR-Agentur hat oder gute persönliche Kontakte. Verdächtig sind vor allem Berichte, in denen nur ein Arzt vorkommt. Wenn Journalisten professionell recherchieren, dann erwähnen sie meistens mehrere Experten.

Es geht aber auch noch subtiler, vor allem wenn professionelle PR-Agenturen die Beauty-Docs unter ihre Fittiche nehmen. Unter dem Motto: auch eine negative Werbung ist eine Werbung, wird statt dem immer gleichen Anpreisen der schönheitsmedizinischen Dienstleistung jetzt immer öfter der „Schönheitswahn" beklagt: „Schönheitsoperation zum Maturageschenk", „Auch Mann gönnt sich Schönheit", „Jedes fünfte Kind will eine Schönheits-OP", „Weihnachten '08: Schönheit für alle!". Das sind nur einige Schlagzeilen von jüngsten Artikeln in Zeitungen, die Waltraud Posch für ihr neues Buch „Projekt Körper“ durchforstet hat.

Der dramaturgische Aufbau dieser Artikel ist immer derselbe. Der Bericht beginnt damit, dass immer mehr Frauen, Männer oder Jugendliche mit ihrem Körper unzufrieden seien. Danach folgt die Feststellung, immer mehr Frauen, Männer, Jugendliche seien bereit, sich einem schönheitsmedizinischen Eingriff zu unterziehen. Manchmal wird als Beleg eine nicht näher zitierte Studie genannt, die ausführt, wie wichtig Schönheit für Erfolg im Beruf oder im Privatleben ist. Dann erzählen Menschen, wie besser ihr Leben nach einer Schönheitsoperation ist. Neuerdings wird auch über unerwünschte Nebenwirkungen aufgeklärt, um dann abzuschwächen, dass sich trotzdem immer mehr Menschen weder von Kosten noch von Schmerzen abschrecken lassen.

Zum Abschluss wird der Schuldige benannt: die Gesellschaft, das Schönheitsideal, die Medien, oder das Umfeld, das einen benachteiligt wie zum Beispiel Schulkameraden, die wegen abstehender Ohren hänseln.

Nach genauer Recherche zeigte sich, dass diese Berichte oft teilweise wortwörtlich von Pressemitteilungen von Beauty-Kliniken oder Standesvertretungen abgeschrieben wurden …

So warnt die Journalistin Katja Kullmann in der „Emma“, dass Zahlenangaben wie beispielsweise die tausenden Frauen, die auf Botox-Partys ihre Falten entfernen ließen, meist deutlich übertrieben sind: „… hinter der Mär von den freiwillig vergifteten Frauen verbirgt sich vor allem eins: eine globale Marketingkampagne von Ärzten, Industrie und Lifestyle-Medien.“

In seriösen Ärztekreisen ist übrigens Werbung für medizinische Eingriffe verpönt, wie mir ein Plastischer Chirurg erklärt, der lieber anonym bleiben will. „Die am lautesten schreien, haben es anscheinend am nötigsten!" ätzt er. Er muss es wissen. Denn als gerichtlich beeideter Gutachter hat der Universitätsprofessor rund einmal im Monat das „Kunstwerk" eines seiner Kollegen zu beurteilen, das nicht zur Zufriedenheit des Kunden ausgefallen ist und daher vor Gericht gelandet ist. Da er nur einer von rund 15 Sachverständigen für Schönheitsoperationen in Österreich ist, kann man sich ausrechnen, dass so einiges schief geht, wovon die Öffentlichkeit nichts erfährt. Wobei laut Auskunft des Experten die Operationen meistens „lege artis", also fachlich korrekt sind. Die Probleme liegen oft in den völlig übersteigerten Erwartungen der Patienten, die vom Operateur anscheinend nicht ausreichend über Wirkung und Nebenwirkung des Eingriffs aufgeklärt wurden. Oder die Risken auch nicht wissen wollten.

Der Gutachter wundert sich über das naive Vertrauen der Menschen in die Qualifikation und handwerkliche Kunst der „Beauty-Docs". „Wenn die Leute etwas anderes kaufen, zum Beispiel einen Computer, vergleichen sie ja auch unterschiedliche Angebote, Preis und Leistung."

Der Plastische Chirurg empfiehlt, vor einer geplanten Schönheitsoperation den potentiellen Arzt genau über seine Ausbildung, Qualifikation und Berufserfahrung zu befragen und unbedingt eine Zweitmeinung, noch besser eine Drittmeinung einzuholen. Wichtig ist eine ausführliche Aufklärung, schriftlich oder mündlich, dann aber mit einem Diktaphon aufgenommen. Vorsicht vor beeindruckenden „Vorher-Nachher" Fotos! Die sind nicht immer vom Arzt selber und zeigen keine Langzeitergebnisse. Ärzte, die keine Plastischen Chirurgen sind und die Wände ihrer Praxis mit Unmengen bunter Zeugnisse irgendwelcher „Academies for cosmetic Surgery" schmücken, sind oft mit besonderer Vorsicht zu genießen, warnt der Innsbrucker. Denn dies sind meist nur Zeugnisse bezahlter Wochenendkurse.

## Vom hässlichen Entlein zum stolzen Schwan – Schönheitsoperationen live im Fernsehen

Schönheit macht glücklicher, zufriedener, führt zu mehr Wohlbefinden. Kurz gefasst. Schöne Menschen haben mehr vom Leben. Das suggerieren nicht nur Zeitschriften, sondern auch das Fernsehen. Sendungen wie die Reality-Show „The Swan – Endlich schön!" feiern den Kult der Schönheit. Moderiert von Verona Pooth wurden vierzehn Kandidatinnen mit kosmetischen Eingriffen, Fitness und Psychologietraining von unglücklichen Entlein zu wunderschönen selbstbewussten Schwänen umgestylt.

Ganz ähnlich funktioniert die neueste Show „Extrem Schön – Endlich ein neues Leben!" die Dienstag 20.15 auf RTL 2 ausgestrahlt wird. Jeweils zwei volksnahe Kandidaten, die es sich sonst nicht leisten könnten, gewinnen eine Rundum-Verschönerung vor laufender Kamera auf Kosten des Fernsehsenders und der Sponsoren der Sendung. Die Doku-Soap läuft immer nach demselben Muster ab: Zunächst erzählen die beiden Damen, manchmal ist ein Herr dabei, tränenreich ihr tristes Schicksal in einem angeblich falschen oder entstellten Körper. Um dann nach schmerzvollen plastischen Operationen und fast immer Zahnkorrekturen das letzte Finish zu erhalten, das eigentlich einen Gutteil der wundersamen Verwandlung ausmacht: „Acht Wochen Entbehrung, Schmerzen und Kampf" titelt der Sender. Mit neuer Haarfarbe und Frisur, perfektem Make-up und professionellem Ganzkörper-Styling präsentieren die beiden „Stars" sich ihren Angehörigen und verkünden wieder tränenreich jetzt endlich ihr „neues Leben“ als „extrem schöne“ Frau oder Mann beginnen zu können.

Es geht natürlich nichts schief. Vor den staunenden Augen der Fernsehzuseher verwandeln sich die Protagonisten vom hässlichen Aschenputtel in die schöne Prinzessin. Passend dazu findet die Wiedervereinigung nach rund zwei Monaten Rundum-Erneuerung mit der Familie im Ballsaal eines Schlosses statt.

Der Freund macht der Verschönten sogar einen Heiratsantrag. Die Botschaft: Wenn Du unglücklich bist, musst Du Dich nur unters Messer legen. Und alles wird heil!

Bei diesen Vorher-Nachher-Shows wird tief in die Trickkiste der Filmdramaturgie gegriffen. Bildsprache, Beleuchtung, Ausstattung, Licht- und Farbgestaltung, Untermalungsmusik, bedeutungsschwangere Stimme des Kommentators tragen viel dazu bei, die wundersame Wandlung vom hässlichen Entlein zum stolzen Schwan zu verdeutlichen.

Die OP-Show sorgt für mächtigen Medien-Wirbel: „Darf das Fernsehen Gott spielen?“ fragte „Bild“ schon vor dem Start die Leser. Diese sind geteilter Meinung: Den Frauen, die mit ihrem Körper unglücklich sind, wird schließlich zu neuem Glück geholfen.

Das Wochenmagazin „Focus“ kritisiert unter dem Titel „Extrem übel“ Unterschichtfernsehen im doppelten, unansehnlichsten Wortsinn. Eine „Sendung des Grauens“ wo Frauen, die sich so hässlich fühlen, dass sie sich nicht einmal vor ihrem Freund nackt ausziehen, ihre „Problemzonen“ aber vor ganz Deutschland ausbreiten.

Doch der Erfolg gibt dem Privat-Sender recht: Die erste Folge der achtteiligen Reihe erzielte fast 11 Prozent Marktanteil. 2,34 Millionen Zuschauer wollten die atemberaubende Verwandlung der zwei Frauen sehen, auch in Österreich waren es 90 000 Zuseher.

Kritiker sehen diese Sendungen als Verharmlosung chirurgischer Eingriffe und Zeichen eines eskalierenden „Schönheitswahns". „Die Medien transportieren Schönheitsideale und stellen Operationen als etwas Normales dar," kritisiert Waltraud Posch in ihrem Buch „Projekt Körper". „So wird durch die starke mediale Thematisierung und Sichtbarkeit schönheitsmedizinischer Maßnahmen der Eindruck vermittelt, dass Schönheitsmedizin ein sozial anerkanntes, normales, einfaches, risikoloses und weit verbreitetes Mittel der Wahl zur Schaffung und Inszenierung der Persönlichkeit ist." Befürworter der Schönheits-Soaps betonen wieder, dass diese Anreize für Frauen geben, ihren Körper und somit ihr Schicksal selbst in die Hand zu nehmen und endlich diejenige Frau zu enthüllen, die sie eigentlich immer sein wollten – und wo anscheinend nur fehlendes Geld und Zeit sie daran hinderten. Jeder ist seines Körpers und Glückes Schmied!

In den Beauty-Soaps thematisieren die Kandidatinnen das Gefühl der gesellschaftlichen Unsichtbarkeit, der Entfremdung vom eigenen Körper, dem Leben im falschen Körper als ein Fehler der Natur, schreibt Simon Strick in seinem Aufsatz „Vorher Nachher" in Paula-Irene Villa „Schön normal – Manipulationen am Körper als Technologien des Selbst".

Die Veränderung des Körpers wird als einziger Ausweg gesehen, als inszenierter Bruch mit dem alten Selbst. Der Körper wird als Problemzone, als Baustelle betrachtet, die Schmerzen seiner Umgestaltung als Investition in ein besseres Leben.

Die Frauen fühlen sich durch einen „nicht normalen Körper" behindert, diskriminiert, sich selbst entfremdet. Die kosmetischen Eingriffe sind ein inszenierter Bruch mit dem alten Selbst. Die Schönheitschirurgie wird zur biografisch-therapeutischen Arbeit am Selbst.

Die Wochenzeitung „Die Zeit“ schrieb über „The Swan“: „Dieses Frankensteinhafte, dieser endgültige Triumph des Künstlichen über das Echte ist das eigentlich Gruselige“.

Schönheitschirurgie ist heute noch kein so ein Massenphänomen, wie es die Medien teilweise vorgaukeln. Noch sind die Eingriffe am Körper so teuer, dass es sich die wenigsten leisten können. Aber die Unterschiede zwischen Friseurbesuch, Nagelstudio, Permanent-Make-up und Brustvergrößerung beginnen zu verschwimmen.

# Wir sind schön!

Schönheit ist vergänglich, subjektiv und vielfältig. Der Blick in den Spiegel mag begeistert ausfallen oder von Haus aus kritisch, nirgends sind wir – vor allem wir Frauen – so rasch zu verunsichern. Eine nebenbei hingeworfene Bemerkung, eine unbedachte kleine Äußerung kann schnell zu Krisen über das Aussehen ausarten. Wir fühlen uns bewertet und notieren jeden kleinen Mangel, der sich in der eigenen Betrachtung rasch zu einem großen Problem entwickeln kann. Auch die ersten weißen Haare, kleine Fältchen oder ein nicht mehr ganz so straffer Körper lösen Ängste aus.

## Was jeder an sich schön finden kann

Interessanterweise finden auch die „Berufsschönen" – Models und Stars – durchaus vieles an sich, das ihnen nicht gefällt. Und abseits aller Koketterie hat auch tatsächlich jede ihre kleinen körperlichen Makel – die Füße einer Naomi Campell, die Gesichtshaut einer Cameron Diaz, die Kehrseite einer Lopez ... Doch sind die Stars darum nun wirklich betrübt? Nein – im Gegenteil, entweder, sie machen ein Markenzeichen aus ihrem Mangel oder sie gefallen sich darin, in Interviews extra auf ihre nicht perfekten Stellen hinzuweisen und zu beteuern, dass sie mit sich gar nicht zufrieden wären; zumindest nicht an „schlechten" Tagen. Und gerade bei Prominenten wird permanent auf die Schönheitsmängel hingewiesen. Schadenfroh stellen wir fest, dass auch Stars Cellulite, Hautprobleme und Falten haben und viele Paparazzi leben davon, solche Bilder zu verkaufen. Es dient wohl einer Art ausgleichender Gerechtigkeit für die vielen retuschierten perfekten Bilder, die wir ebenso in Zeitschriften finden.

Natürlich haben die Schönheiten aus Film und Fernsehen es leichter: Im Bewusstsein ihrer Schönheit und der Bewunderung vieler sicher, strahlen sie Selbstbewusstsein aus. Attraktivität ist auch eine Sache der eigenen Überzeugung. Wie sonst wäre es möglich, dass wir oft von objektiv betrachtet nicht schönen Menschen sagen, er oder sie habe „das gewisse Etwas" – Schönheit alleine ist dies jedenfalls nicht. Es sind das Auftreten, die Persönlichkeit, der Stil, der Humor, die Bildung und das Zugehen auf andere, die wir als attraktiv empfinden. Wie rasch verliert eine bezaubernde Schönheit ihren Reiz, wenn sie – überzeugt von ihren körperlichen Attributen – arrogant oder überheblich ist. Selbst an Schönheit, die vorerst blendet, gewöhnt man sich und sie verliert im Alltag ihren Glanz. Es ist immer das Gesamtpaket, das schlussendlich überzeugt.

Das ist es auch, was Eltern ihren Kindern von klein auf mitgeben können: Das Bewusstsein, geliebt zu sein, mit all den kleinen Fehlern. Reduzieren wir Mädchen nicht darauf nur schön sein zu müssen, aber bestärken wir sie darin das eigene Spiegelbild attraktiv zu finden und Schwächen zu akzeptieren. Je verankerter diese Überzeugung ist, desto leichter ist es später anderen entgegenzutreten. Der weibliche Konkurrenzkampf beginnt ohnedies später in der Schule, wo die kleinsten Schwächen ans Tageslicht gezerrt werden. Kinder orientieren sich an Erwachsenen – wenn sie ihre Mütter bei permanenten Selbstzweifeln beobachten, werden sie auch sich selbst mehr in Frage stellen, als Kinder, deren Eltern in Zufriedenheit mit dem Körper umgehen. Bringen wir unseren Kindern nicht bei, dass es gleich ist, wie man aussieht, sondern schaffen wir ein gesundes Körperbewusstsein. Die Basis, die bei Kindern gelegt wird, begleitet sie ihr ganzes Leben lang.

Aufgewachsen mit einer vernünftigen Einstellung zum Körper, schlagen sich Kinder und Heranwachsende durch die schwierige Zeit der Pubertät, „überleben“ die verschiedensten Modetorheiten, seltsame Diäten und Schminkanfälle und erleben dann als junge Erwachsene eine schöne unbesorgte Zeit. Ein gesunder junger Körper verzeiht viele kleine Sünden und Unmengen an Junkfood. Es ist eine wundervoll unbekümmerte Zeit, in der langbeinige schlanke Mädchen ihr Leben genießen und ihren Körper auf ganz natürliche Weise annehmen und keinen unnützen Gedanken daran verschwenden, was später sein wird. Sie probieren ihr Frausein aus, wachsen in ihre Rollen und leben erstmals ihre verführerischen Reize aus. Natürlich gibt es auch in dieser Phase schon viel zu viele, die mit ihren Körpern unzufrieden sind und eine Diät nach der anderen probieren, empört mit dem Hinweis auf die Kalorien alles ablehnen, was über den Nahrungsgehalt einer Karotte hinausgeht. Seien es Mode, Gruppenzwang, die Vorgaben der Medien, an denen sie sich messen – in welchem Ausmaß dies alles ihr Leben beeinflusst, liegt zu einem nicht unerheblichen Teil darin, welche echten Vorbilder sie in ihrem Leben kennen gelernt haben und wie sie erzogen wurden. Dazu gehört auch eine kritische Auseinandersetzung mit den Medien. Viele nehmen das, was einem vorgegaukelt wird für bare Münze – auch wenn die Beine der Models auf Plakaten doppelt so lang sind, wie der Rest des Körpers. Was haben ihnen ihre Mütter und Väter ins Herz gepflanzt – den Glauben an sich selbst oder ewige Zweifel und Unzufriedenheit?

Spätestens mit dem 30. Geburtstag beschäftigen sich auch die Unbekümmerten zum ersten Mal mit dem Älterwerden. Das magische Datum ist doch einerseits die unwiderrufliche Eintrittskarte in die Welt der Erwachsenen und andererseits für viele die Vorstufe zum Altwerden. Hysterisch werden nun alle möglichen Cremen, Pulver und auch Schönheitsoperationen konsumiert, um das drohende Alter abzuwehren. Machen wir uns klar, dass der 30iger, 40iger oder 50iger wirklich keine Gründe sind, um in Panik zu verfallen. Nicht umsonst spricht man doch auch von den „besten Jahren“ – die Unsicherheit der Jugend ist abgeschüttelt, man hat seinen Platz im Leben gefunden und dennoch liegt die Zukunft strahlend vor uns. Freuen wir uns also über diese Zeit, genießen wir, was wir haben, statt uns selbst Probleme zu machen. Schaffen Sie sich ein positives Körpergefühl, sehen Sie zuerst einmal auf das was Ihnen an sich gefällt, nicht auf das, was Ihnen gar nicht gefällt. Betrachten Sie Ihre Augen, die Lippen, die Haare, die Form Ihres Gesichts, Ihre Hände – sammeln Sie an sich selbst Pluspunkte – und fragen Sie auch Ihren Partner oder Ihre Freunde, was sie an Ihnen schön finden. Sie werden vielleicht hören, dass Ihr Mann Ihr Lächeln liebt – und nicht, ob rund um die Augen ein paar Fältchen sind, oder dass Ihre Freundinnen Sie um Ihre langen Beine beneiden – und nicht, dass Sie ein paar Kilo zu viel haben. Es ist ja auch umgekehrt so: Überlegen Sie, wie Sie Ihre Freunde beurteilen – sucht Ihr Auge tatsächlich jede kleine Schwachstelle oder beachten Sie nicht doch den Gesamteindruck? Fällt es nicht eher auf, wenn jemand plötzlich eine schöne neue Frisur hat oder besonders strahlend aussieht? Lebensfreude und Lebensgenuss wiegen viele kleine Schwächen auf. Die meisten Leute gehen lieber mit jemandem aus, dem es Spaß macht ein gutes Essen zu genießen als mit einem Gegenüber, dem die Mahlzeiten ganz offensichtlich nur zuwider sind. Überlegen Sie sich, wann Sie die meisten Komplimente bekommen haben – vermutlich dann, wenn Sie sich glücklich gefühlt haben, und dies auch ausgestrahlt haben.

Wenn Sie ein paar Kilo zuviel auf die Waage bringen, dann überlegen Sie sich ein realistisches Ziel und arbeiten konsequent daran. Ein Körper, der gut durchtrainiert ist, verschafft Ihnen ein gutes Gefühl. Ein paar Kilo abspecken und sich dann mit einem tollen neuen Look zu belohnen, lässt jeden strahlen.

## Die einfachen Alltagstricks: Make up & Co

Wenn Sie etwas für Ihr Aussehen und Ihre Zukunft tun möchten, denken Sie nicht zuerst an die Schönheitsoperation. Beginnen Sie bei den Basics und investieren Sie in Ihre Gesundheit, denn die geht Hand in Hand mit jugendlichem Aussehen und Attraktivität: Treiben Sie Sport, werfen Sie einen Blick auf Ihren Speiseplan. Wie auch im Buch „Iss Dich jung" beschrieben, gibt es eine ganze Reihe an Dingen, die uns auf ganz natürliche Weise jung – und so nebenbei auch noch gesund – halten können. Ernährung spielt dabei eine große Rolle! Und zwar nicht die vielen Diäten, mit denen wir uns immer wieder quälen, sondern ein rundum gesunder Lebensstil. Die Umstellung ist natürlich am Anfang schwierig, aber der erste richtige Schritt zu gutem Aussehen. Führen Sie Tagebuch und schreiben Sie kritisch mit, was Sie so den lieben langen Tag zusammen essen und schlagen Sie einmal nach, wie viele Kalorien da zusammen kommen. Hier anzusetzen, ist allerdings einfacher als Sie denken und macht mit der Zeit sogar Spaß – spätestens, wenn sich die ersten Erfolge einstellen. Sparen Sie sich also wiederkehrende Diäten und setzen Sie gleich dort an, wo es am meisten hilft: Gehen Sie Schritt um Schritt zu einem gesunden Leben, hier ist Ihnen nichts verboten, Sie müssen nur in allem Maß halten – und erhalten sich so auch auf natürliche Weise Ihre Jugendlichkeit.

Sport macht fit – und hilft Ihnen dabei Ihren Körper biegsam, beweglich und straff zu halten; untrügliche Zeichen der Jugendlichkeit. Es ist Ihnen zu anstrengend? Versuchen Sie drei Monate lang zwei Mal die Woche Sport zu treiben – dann wird es zur – sogar lieben – Gewohnheit.

Achten Sie auch auf Ihre Haltung – ein stolzer aufrechter Gang wirkt von Haus aus attraktiver, als eine gebeugte Figur, mit hängenden Schultern und watschelndem Gang. High Heels und eine gramesgebeugte Fortbewegungsart passen einfach nicht zusammen und schmälern die Wirkung des Gesamteindruckes um ein Vielfaches. Die schönste Kleidung nützt nichts, wenn sie nicht durch eine gute Haltung unterstrichen wird. Was schon früher unermüdlich den Mädchen eingebleut wurde, hat auch in emanzipierten Zeiten nichts an Gültigkeit verloren: „Bauch hinein, Brust heraus, Schultern zurück, Kopf hoch". Sehen Sie sich alte Filme an, die Damen sitzen und gehen aufrecht und wirken dadurch – gleich was sie tragen – viel eleganter.

Kleider machen bekanntlich auch Leute und hier anzusetzen ist allemal billiger als der Gang zum Schönheitschirurgen. Leisten Sie sich schöne Dessous – denn auch wenn man im Alltag das Darunter nicht sieht, ist es in Ihrem Bewusstsein. Bevor Sie sich also für eine Brustoperation entscheiden, kaufen Sie sich einen guten BH und stellen sich aufrecht vor Ihren Spiegel. Schließlich – wie oft laufen Sie wirklich nackt herum und ist in diesen Augenblicken wirklich die vollkommen perfekte Form das Wichtigste und einen massiven körperlichen Eingriff samt all seinen Risiken wert, der noch dazu auch nicht ewig hält?

Kleidung macht viel aus – ganz nach dem Motto „Es gibt keine hässlichen Menschen, nur schlecht gekleidete". Sehen wir uns doch die Vorher-Nachher-Photos an. Stylingberater führen uns vor Augen wie leicht eine optische Verwandlung zu erzielen ist. Jeder kann seine persönlichen Vorzüge unterstreichen und den idealen Look finden. Kleine Unzulänglichkeiten lassen sich durch passende Kleidung kaschieren und machen aus einem kleinen Entlein einen stolzen Schwan. Auch wenn die Figur perfekt ist, lassen sich durch Farb- und Stilberatung oft ganz erstaunliche Ergebnisse hervorzaubern. Es hat auch durchaus Vorteile sich einmal durch einen Profi diesbezüglich beraten zu lassen – denn wir selbst sehen uns immer nur durch unsere eigenen Augen und entdecken vielleicht gar nicht das Schönheitspotenzial, das in uns schlummert. Eine Frau, die ihre langen Haare gewöhnt ist, kann sich vielleicht gar nicht vorstellen, um wie vieles besser ihr eine flotte Kurzhaarfrisur steht. Wobei im Vordergrund jedoch stehen sollte, dass Sie sich wohl fühlen, denn alles, was nur der Verkleidung dient, wirkt nicht authentisch und das wiederum trägt sich auch nach außen.

Sich selbst zu pflegen und auf das Äußere zu achten, tut einfach rundherum gut. Gönnen Sie sich regelmäßig einen Besuch bei einer Kosmetikerin für eine Hautpflege, verwöhnen Sie sich mit Wellness-Programmen und leisten Sie sich gute Pflegeprodukte. Auch wenn die Cremen – wenngleich sie es versprechen – nicht Falten fortzaubern können, so pflegen sie doch die Haut. Ein dezentes Make-Up hilft dabei Vorteile hervorzustreichen und trotzdem natürlich auszusehen. Durch einfache Kniffe und Tricks lässt sich ein schöner ebenmäßiger Teint erreichen, es können schöne Augen oder Lippen betont oder kleine Unregelmäßigkeiten kaschiert werden.

Es gibt zahlreiche Schönheitstricks und -tipps, die wir Frauen ausschöpfen können, um unsere Vorzüge voll auszuspielen. Nicht, um untereinander zu konkurrieren, oder auf andere wirken zu wollen, sondern in erster Linie zur eigenen Zufriedenheit. Das gute Aussehen ist nicht das Maß aller Dinge und natürlich gibt es Wichtigeres im Leben, doch die Zufriedenheit mit dem eigenen Äußeren trägt auch dazu bei, dass wir harmonisch leben und glücklich sind und uns auf andere Dinge konzentrieren können.

## Was können wir tun, um dem Wahn nicht zu verfallen?

Von früh bis spät umzingeln uns die Ansprüche an unsere Schönheit. In der Früh im Radio, unterwegs auf Plakaten, in Zeitschriften, Zeitungen, Fernsehen – überall wird uns gezeigt, wie schön wir eigentlich sein sollten. Sein *müssten*. Schönheit – oder mangelnde Schönheit ist Gesprächsthema auf Partys, unter Freundinnen und in fachlichen Diskussionen. Schön, schöner, jung, jünger ... wo sind die Grenzen der Schönheit? Können wir uns dem allen überhaupt noch entziehen?

Alle reden oder schreiben über die kleinen oder größeren Eingriffe, „sanften Methoden", harmlosen Maßnahmen – Schönheitsoperationen scheinen so üblich wie der Besuch beim Friseur zu werden. Kleine Fältchen, ein hängender Busen, ein bisschen Fett – warum nicht rasch zum Beautydoktor und das „richten" lassen? „Lass das doch machen, das ist keine große Sache", Behandlungen während der Mittagspause, Gratisberatungen, zufriedene Kundinnen, wohin man blickt ... Wir Frauen geraten zunehmend unter Druck. Botox & Co sind schon lange gesellschaftsfähig, body-tuning der neue Trend, wie soll frau noch rechtfertigen, dass sie sich nicht verschönern lassen, sich nicht unter das Messer legen möchte.

Es ist wie mit Modeschmuck: Wenn man einmal damit angefangen hat, kann man kaum noch damit aufhören, ein passendes Accessoire hier ein anderes dort, es ist – im Gegensatz zu teurem echten Schmuck, den man sich erst zusammensparen muss, doch rasch erworben und man gewöhnt sich an den Effekt. Ähnlich bei den Beauty-Behandlungen: ein bisschen Botox hier, eine Faltenunterspritzung dort, eine Busenstraffung, danach noch eine Fettabsaugung. Einmal angefangen, warum damit aufhören – der Körper nach Maß ist machbar. Und das ist doch so viel bequemer als das lange „Ansparen“ mittels Sport und gesunder Lebensweise. Doch was als Argument für Behandlungen dienen kann, bildet auch die Grundlage für das Contra: Wenn Sie einmal damit angefangen haben, den natürlichen Lauf der Dinge zu verändern, können Sie vielleicht nicht mehr damit aufhören, denn die Wirkung aller Behandlungen ist zeitlich befristet. Es hilft nur kurz die Haut straff zu ziehen, denn auch das Stützgewebe und die Knochen darunter altern, das Gesicht sackt förmlich ein, und auch Botox hält nicht ewig. Doch wenn Sie einmal an den Anblick Ihrer glatten Haut gewöhnt sind, werden Sie ein anderes Aussehen an sich gar nicht mehr akzeptieren können. Dennoch *sehen* die anderen, das etwas verändert wurde, man hat das Gefühl, dass irgendetwas nicht ganz stimmig ist. Wie bei einem alten Haus – auch wenn man es neu streicht und neue Fensterläden montiert, merkt man doch, dass es ein altes und kein neues ist. „Die hat schon wieder etwas machen lassen“ – spricht man dann spöttisch hinter Ihrem Rücken.

Sehen Sie sich Frauen an, die natürlich altern – aber nicht jene, die das nur behaupten, weil sie nicht zu ihren Operationen stehen wollen. Das Altern ist durch keine Operation der Welt aufzuhalten. Es verändert sich ja nicht nur das Äußerliche, auch die darunter liegenden Gewebestrukturen, das ganze Skelett altert mit. Bis zu welchem Geburtstag wollen Sie wirken wie 20, 30 oder 40 und wie lange wird es wirklich natürlich aussehen? Worüber wird hinter vorgehaltener Hand wohl mehr getuschelt, über das altersgerechte Aussehen einer gepflegten Frau, oder über die xte Operation einer 50-jährigen, die verkrampft versucht, ihre Jugend festzuhalten und auszusehen wie eine 30jährige. Der Unterschied zwischen einer 20- oder 30ig-Jährigen und einer 40, 50 oder 60ig-Jährigen wird immer sichtbar sein, ob operiert oder nicht.

Insider können an der Form des Busens oder anderen operierten Körperstellen sogar erkennen, welcher Operateur am Werk war – so sehr gleichen sich manchmal die modellierten Ergebnisse. Für Michael Köhlmeier verliert mit dieser synchronisierten Art der Schönheit, diese ihre Bedeutung. Und der Trend geht ja mit logotherapeutischen Maßnahmen noch weiter, auch die Sprache wird gleichgeschalten. Ist diese Konformität noch schön, ist es das, was wir erreichen wollen, mehr wert als unser individuelles Aussehen? Und nicht zuletzt: Wir altern – Punkt. Wollen wir uns dieser Tatsache stellen, und vielleicht auch die guten Seiten daran entdecken, oder uns immer weiter selbst darüber hinwegtäuschen. Es gibt zahlreiche Frauen, die in den 40igern und 50igern sehr glaubwürdig behaupten, sie möchten nicht mehr 20 sein, sondern fühlten sich wohl in ihrem Alter.

Viele Frauen sagen auch selbst, dass sie Frauen, die natürlich altern als attraktiver empfinden, als geliftete. Eine Umfrage der Zeitschrift „Elle“ ergab, dass Schönheit nicht nur als Vorteile der Gene empfunden werden sondern auch mit der Haltung zum Leben an sich zu tun hat. Gleichzeitig wurde aber auch angegeben, dass es kaum Vorbilder dafür gibt. In den Zeitschriften wird zwar viel darüber spekuliert, wer was an sich machen ließ, aber man findet selten Reportagen über attraktive Frauen, die glaubhaft dazu stehen, sich nicht künstlich verschönern zu lassen.

Viele Frauen, die sich zum Beispiel davon versprechen, dass ihr vergrößerter Busen ihnen ein Plus dabei bringe,

Männer kennenzulernen, können sich überlegen, ob nicht auch ihr verändertes Selbstbewusstsein, ihre Art aufzutreten und sich zu kleiden eine Rolle dabei spielen. Umgekehrt, wenn ein Mann mit seiner zwanzigjährigen Sekretärin durchbrennen möchte, dann nützt es auch nichts, wenn seine 40jährige Gattin sich Lippen, Busen und Gesicht aufspritzen lässt.

Sich selbst in seiner Natürlichkeit zu akzeptieren, heißt auch Ja zu sich selbst zu sagen, sich anzunehmen und mit sich selbst im Frieden zu sein. Eine Operation wird dieses Gefühl nicht bringen können, da gibt es keine Erfolgsgarantien. Frauen, die ihre Cellulite operativ durch Fettabsaugung entfernen lassen möchten, klagen häufig über das Ergebnis, denn eine Liposuktion muss nicht zwangsläufig zu einem besseren Hautbild führen. Manchmal sieht die Haut hier nach einer Absaugung schlaffer und deformierter aus als vorher, weil die stabilisierende Wirkung der Fettzellen nun fehlt. Und glücklicher macht das nicht.

Natürlich gibt es körperliche Mängel, unter denen man seelisch so sehr leidet, dass die Risken einer Operation schließlich als das kleinere Übel erscheinen. Aber hinterfragen Sie ehrlich Ihre Motivation und Ihre Erwartungen, bevor Sie sich dazu entschließen und lesen Sie nochmals das Vorwort in diesem Buch von Michael Köhlmeier!

## Wenn es doch eine Operation sein muss

Der Eintrag „Schönheitschirurgie“ im Google bringt ca. 673 000 Ergebnisse. Es gibt einen nahezu unüberschaubaren Markt an Angeboten.

Wenn Sie also entschlossen sind, einen kosmetischen Eingriff vornehmen zu lassen, dann gibt es einiges, was Sie sich überlegen sollten.

Zum Ersten: Hinterfragen Sie genau, warum Sie sich operieren lassen möchten und was genau Sie eigentlich erwarten. Warum wollen Sie sich operieren lassen, welche Rolle spielt Ihre Umgebung, Ihre Familie, Ihre Freunde, die Gesellschaft? Wollen Sie mit anderen mithalten? Möchten Sie danach wie Cindy Crawford aussehen, oder nur ihre Nase haben? Welche Hoffnungen verbinden Sie mit der Operation? Wie soll das Ergebnis ganz konkret aussehen?

Das ist wichtig für Sie selbst und auch wichtig für den Arzt, den Sie dann ansprechen. Je genauer Sie selbst wissen, was Sie möchten, desto besser ist auch das Bild, das der Arzt von Ihnen bekommt. Überlegen Sie auch zur Sicherheit den „Worst Case" – wenn also etwas schief geht und statt der erhofften glatten Schenkel noch unansehnlichere Dellen das Ergebnis sind. Können Sie dann damit leben – ist der Wunsch nach der Operation so groß, dass Sie dieses Risiko wissentlich in Kauf nehmen? Nachher ist es zu spät – und natürlich reden sich immer alle ein, dass es sie nicht trifft. Doch bei einer Operation haben Sie von vornherein die Wahl mitzubestimmen, im Gegensatz zu Krankheit und Unfällen.

Wenn Sie sich dann wirklich zu einer Operation entschlossen haben, gehen Sie das Ganze als umfassendes Projekt und nicht nur zwischendurch an. Das sind Sie Ihrem Körper schuldig! Eine kosmetische Operation ist nicht medizinisch indiziert, sprich vom ärztlichen Standpunkt aus, ist sie eigentlich nicht notwendig. Dementsprechend sollten Sie sich hier auch als reine Konsumentin einer Dienstleistung betrachten und auch Ihren Arzt danach aussuchen. Gehen Sie das Ganze also so an, als wollten Sie einen neuen Kühlschrank kaufen: Informieren, vergleichen, fragen, fragen, fragen. Erstarren Sie nicht in Ehrfurcht vor dem „weißen Kittel", sondern gehen Sie

Ihre Suche nach rein objektiven rationalen Gesichtspunkten an.

Ihre Freundin schwärmt von ihrem Arzt, der ihr die Brüste zu ihrer vollsten Zufriedenheit verändert hat? Fein. – Für Ihre Freundin. Lassen Sie sich nicht nur aufgrund einer Empfehlung gleich auf diesen Arzt oder diese Ärztin ein, vielleicht wollen Sie ja eine Operation der Nase, für die der Arzt Ihrer Freundin gar nicht ausgebildet ist.

Nehmen Sie auch nicht einfach das erstbeste, billigste Angebot an – eine Operation ist ein Eingriff in Ihren Körper. Wenn er schief geht, hadern Sie vielleicht Ihr Leben lang damit und müssen langwierige Nachbehandlungen auf sich nehmen. Vielleicht hat der kostengünstige Preis ja einen Grund? Qualität hat – wie überall – ihren Preis.

Verlassen Sie sich keinesfalls nur auf die Ratschläge von Magazinen und auf Inserate – diese können gekauft sein! Plastische Chirurgen, die gut im Geschäft sind, haben es zumeist gar nicht nötig, sich selbst auch noch zu bewerben.

Gehen Sie systematisch vor: Überlegen Sie sich alles, was Sie Ihren Arzt oder Ihre Ärztin fragen möchten und machen Sie sich eine Liste dazu. Fragen Sie andere, was sie noch fragen würden.

Welchen Eingriff wollen Sie vornehmen lassen? Welchen Arzt brauchen Sie?

Welche Ausbildung sollte Ihr Arzt haben? Nur der Titel „Facharzt für Plastische, Ästhetische und Rekonstruktive Chirurgie“ zeigt an, dass sein Träger eine spezielle langjährige Facharztausbildung auch für Schönheitschirurgie genossen hat, inklusive unverzichtbarer Schulungen für Intensivmedizin, Unfallchirurgie und Psychologie. Durch diese umfassenden Ausbildungen und Erfahrungen lernen die Ärzte auch einzuschätzen, ob ein Patient in der nötigen physischen Verfassung für eine Operation und diese somit überhaupt durchführbar ist.

Seriöse Ärzte mit guter Ausbildung erkennen auch, ob Patienten, vielleicht psychische Probleme haben, die behandelt werden sollten oder sie an einem falschen Selbstbild leiden. Gute Ärzte lehnen Operationen ab, wenn sie davon überzeugt sind, dass das Ergebnis nicht der Erwartung der Patientin entsprechen würde und sie falsche Vorstellungen von den Möglichkeiten der Chirurgie hat.

In welchen Händen wollen Sie sein, wem vertrauen Sie, wenn sich ein Notfall einstellt? Was würden Sie selbst Ihrer besten Freundin empfehlen?

Machen Sie auf jeden Fall mehrere Ärzte ausfindig, die prinzipiell für Sie in Frage kommen und ziehen Sie genaue Erkundigungen ein. Fragen Sie Beratungsstellen, Selbsthilfegruppen oder seriöse Ärzteverbände, wie die „Österreichische Gesellschaft für Plastische, Ästhetische und Rekonstruktive Chirurgie".

Wie oft hat der Arzt den von Ihnen gewünschten Eingriff bereits durchgeführt? Wie lange ist er überhaupt schon tätig, wie viel Erfahrung hat er wirklich? Gibt es vielleicht Referenz-Patientinnen?

Ein wichtiges Indiz ist auch, ob der Operateur sich auf dem neuesten Stand hält, Mitglied wissenschaftlicher medizinischer Gesellschaften oder Chirurgenvereinigungen ist.

In welchem Umfeld wird der Eingriff vorgenommen – stehen dem Arzt alle Einrichtungen zur Verfügung, die in einem Notfall gebraucht werden? Verfügt er über die notwendige Ausbildung und Erfahrung bei einem plötzlichen unerwarteten Auftreten von Komplikationen das Richtige zu tun? Wer setzt die Narkose, gibt es einen OP-Raum, einen Aufwachraum, Schwestern, die Sie betreuen?

Wie spricht der Arzt mit Ihnen – ist ihm wichtig, dass Sie alles verstehen, und erklärt er, warum und wieso er welche Methode für angebracht hält? Hört er Ihnen und

Ihrem Anliegen zu oder will er Sie nur rasch davon überzeugen, dass die Operation das einzig Richtige für Sie ist? Schlägt er Alternativen vor, mit der Sie eine Operation umgehen könnten? Nimmt er sich viel Zeit für die Erstberatung und beantwortet alle Ihre Fragen? Ihrem Arzt sollte es wichtig sein, genau zu verstehen, warum Sie den Eingriff vornehmen lassen, was Sie sich vom Ergebnis erwarten.

Ein guter Arzt, der es nicht notwendig hat, ein Geschäft an Land zu ziehen wird Ihnen durchaus auch raten, noch andere Experten hinzuzuziehen, um sich zu versichern.

Sprechen Sie auch über Misserfolge. Was passiert, wenn der Eingriff nicht zu Ihrer Zufriedenheit erfolgt? Erklärt der Arzt ganz genau die Risiken einer Operation oder geht er darüber hinweg? Nimmt er seine Arbeit als Eingriff wichtig, oder wischt er sie mit „reiner Routine" weg? Denn es mag ja sein, dass für einen Arzt seine Arbeit Routine ist – aber sie ist es nie für einen Patienten, der sich in seine Hände begibt und dafür sollte er oder sie Verständnis aufbringen.

Wie erfolgt die Nachbetreuung nach dem Eingriff?

Was kostet das Ganze – gibt es einen verbindlichen Kostenvoranschlag? Vorsicht vor Behandlungen auf Kredit, das kann rasch in die Schuldenfalle führen.

Achten Sie auch ein bisschen darauf, was Ihnen Ihr Bauchgefühl über den Menschen hinter dem Arzt sagt und haben Sie keine Angst „Nein" zu sagen.

Schön ist, wer schön handelt.
*Mahatma Gandhi*

# Anhang

## Literaturverzeichnis

Barbara Becker-Cantarino, Schriftstellerinnen der Romantik: Epoche, Werke, Wirkung, C. H.Beck, 2000

Alexandra Berger/Katja Sundermeier, Warum Frauen besser aussehen als sie glauben. GU, 2004

Cornelia Bründlinger, Körperbild und Massenmedien. Die Auswirkungen des Fernsehens auf das Körperbild von jugendlichen Mädchen – am Beispiel der Schönheitschirurgie. Diplomarbeit, Salzburg 2007

Eva Derndorfer/Markus Minoggio/Petra Rust, Iss Dich jung. Schritt für Schritt zu mehr Gesundheit, Goldegg Verlag, 2009

Wilhelm Dilthey, Weltanschauung und Analyse des Menschen seit Renaissance und Reformation. Ausgabe: 11, Vandenhoeck & Ruprecht, 1991

Umberto Eco, Die Geschichte der Schönheit, dtv, 3. Aufl. 2009

Edith Ennen, Frauen im Mittelalter, 6. Auflage, C. H. Beck, 1999

Isabelle Gazar, Schönheitsoperationen – Erfolgsaussichten, Risiken, Kosten. Verein für Konsumenteninformation, Wien 2003

Erich Kasten, Body-Modification. Psychologische und medizinische Aspekte von Piercing, Tattoo, Selbstverletzungen und anderen Körperveränderungen. München und Basel 2006.

Heimo Koncilia/Edda Graf, Operation Schönheit. Kursbuch ästhetische Medizin, Überreuter, Wien 2002

Gisa Bührer-Lucke, Die Schönheitsfalle – Risiken und Nebenwirkungen der Schönheitschirurgie. Orlanda Frauenverlag GmbH, Berlin 2005
Markus Minoggio, Was der Körper wirklich braucht. Über Nahrungsergänzungsmittel, Vitamine und Pseudoprodukte, Goldegg Verlag, Wien 2008
Linda Papadopoulos, Spieglein, Spieglein – Schönheitswahn ade. Du bis schöner, als du denkst! Wilhelm Goldmann Verlag, München 2006
Waltraud Posch, Projekt Körper – Wie der Kult um die Schönheit unser Leben prägt. Campus Verlag, Frankfurt/Main 2009
Ulrich Renz, Schönheit – Eine Wissenschaft für sich. BvT Berliner Taschenbuch Verlags GmbH, Berlin 2007
Dr. Maren Saiko, Cura dabit faciem. Kosmetik im Altertum. Literarische, kulturhistorische und medizinische Aspekte. Wissenschaftlicher Verlag Trier, 2005, Bochumer Altertumswissenschaftliches Colloquium (BAC), Bd. 66
Alice Schwarzer, Die Antwort. Verlag Kiepenheuer & Witsch, Köln 2007
Angelika Taschen (Hrsg.), Schönheitschirurgie, Taschen GmbH, 2005
Edvin Turkof, Elis Sonnleitner: Brustvergrößerung. Wilhelm Maudrich Verlag, Wien 2008
Edvin Turkof, Elis Sonnleitner: Fettabsaugung. Wilhelm Maudrich Verlag, Wien 2008
Edvin Turkof, Elis Sonnleitner: Schamlippenkorrektur. Wilhelm Maudrich Verlag, Wien 2008
Ursula M. Staudinger/Heinz Häfner, Was ist Alter(n)? Neue Antworten auf eine scheinbar einfache Frage. Springer Berlin, 2008

Paula-Irene Villa (Hg.), Schön normal. Manipulationen am Körper als Technologien des Selbst. Transcript Verlag, Bielefeld 2008

Magdalena Wolak, Schönheit als Konsumobjekt. Schönheitswahn als Massenphänomen. VDM Verlag Dr. Müller, Saarbrücken 2007

Christiane Zschirnt, Wir Schönheits Junkies – Plädoyer für eine gelassene Weiblichkeit. Wilhelm Goldmann Verlag, München 2008

## Anmerkungen

1. Bielefeld, J. (1986): Zur Begrifflichkeit und Strukturierung der Auseinandersetzung mit dem eigenen Körper. In: Bielefeld, Jürgen (Hrsg.) (1986): Körpererfahrung. Grundlage menschlichen Bewegungsverhaltens. Göttingen, Toronto, Zürich: Hogrefe, 3–35
2. Mrazek, J. (1986): Einstellungen zum eigenen Körper – Grundlagen und Befunde. In: Bielefeld, Jürgen (1986): Körpererfahrung. Grundlage menschlichen Bewegungsverhaltens. Göttingen, Toronto, Zürich: Hogrefe, 223–251
3. Wimmer-Puchinger, B.(1992): Schwangerschaft als Krise. Springer-Verlag, Berlin, Heidelberg, New York
4. Brisch, K.H, Hellbrügge, T. (2007) Die Anfänge der Eltern-Kind-Bindung. Schwangerschaft, Geburt und Psychotherapie. Klett-Cotta, Stuttgart
5. Kirsch D. (2007). Die ultimative New York- Diät. Riva Verlag
6. Fairburn CG, Welch SL. (1990). The impact of pregnancy on eating habits and attitudes to shape and weight. Int J Eating Disord; 9; 153–160

7. Carter AS et al. (2000). Body Mass Index, Eating Attitudes and Symptoms of Depression and Anxiety in Pregnancy and the Postpartum Periode. Psychosomatic Medicine; 62: 264–270
8. Bülchmann G. et al (2001). Die Bedeutung von Ess-Störungen in der gynäkologischen Praxis. Geburtshilfe und Frauenheilkunde: pp 569–577. Thieme Verlag
9. Carter A. et al (2000): Body Mass Index, Eating Attitudes and Symptoms of Depression and Anxiety in Pregnancy and the Postpartum Periode. Psychosomatic Medicine 62:264–270
10. Cardwell M. (1995): Bulimia and Pregnancy. Primary Care Updae for OB/Gyns
11. Kouba S. et al (2005). Pregnancy and Neonatal Outcomes in Women with Eating Disorders. The American College of Obstetricans and Gynecologists. Vol 105. Nor 2. Feb. 2005
12. Fairburn CG, Welch SL (1990): The impact of pregnancy on eating habits and attitudes to shape and weight. Int. J. Eating Disord;9:153–160
13. Cooper P. et al (2004). Association between childhood feeding problems and maternal eating disorders: the role of the family environment. British Journal of Psychatry: 184, 210–215
14. Athey J. (2003). Medical Complications of Anorexia nervosa. In: Primary Care Update for OB/Gyns. 2003, vol. 10, n°3, pp. 110–115
15. Cardwell M. (1995): Bulimia and Pregnancy. Primary Care Updae for OB/Gyns.*1995*; 2: 98–99
16. Dittmar, H., Halliwell, H., & Ive, S. (2006). Does Barbie make girls want to be thin? The effect of experimental exposure to images of dolls on the body image of 5- to 8-year-old girls. *Developmental Psychology, 42(2)*, 283–292

17. Baake, D. (2000). Die 13- bis 18jährigen. Beltz
18. Weidinger, B., Kostenwein, W., Drunecky, G. (2008): Das erste Mal. Sexualität und Kontrazeption aus Sicht der Jugendlichen. Österreichische Gesellschaft für Familienplanung, Wien. Wiederholungsbefragung 2008
19. De Zwaan, M., Wimmer-Puchinger, B., Baldaszti, E., (2000): Essstörungen – Wie groß ist das Problem in Wien? Erhebung bei Wiener SchülerInnen. Unveröffentlichte Studie des Wiener Programms für Frauengesundheit. Wien
20. Dobler, D.(2006): Essverhaltensstörungen und deren Vorstufen – Trends bei Wiener und Linzer SchülerInnen. – Eine Vergleichsstudie. Dissertation, Universität Salzburg
21. Dove – Unilever (2006). Jenseits von Stereotypen: Das neue Verständnis von Schönheit. Eine weltweite Studie von Dove
22. The Girl Scout Research Institute (2000). Teens Before Their Time
23. The Girl Scout Research Institute (2002)– The Ten Emerging Truths: New Directions for Girls 11–17
24. Field AE, Camargo CAJ, Taylor CB, Berkey CS, Roberts SB, Colditz GA. (2001). Peer, parent, and media influences on the development of weight concerns and frequent dieting among preadolescent and adolescent girls and boys. Pediatrics;107:54–60
25. Cash, T., Pruzinsky, T. (2004). Body Image. A Handbook of Theory, Research & Clinical Practice. New York
26. Feingold, A., & Mazzella, R. (1996). Gender differences in body image are increasing. Gender Psychologist, 32, 90–98

27. Lask, B., & Bryant-Waugh, R. (2000). Anorexia Nervosa and Related Eating Disorders in Childhood and Adolescence. Hove, UK: Psychology Press
28. Becker AE (2004). Television, disordered eating, and young women in Fiji: Negotiating body image and identity during rapid social change. Culture, Medicine and Psychiatry, 28, 533–559
29. Cohen, S.B. (2006). Media Exposure and the Subsequent Effects on Body Dissatisfaction, Disordered Eating, and Drive for Thinness: A Review of the Current Research. Mind Matters: The Wesleyan Journal of Psychology, Vol. 1, 57–71
30. Hargreaves, D., Tiggemann, M. (2003). The effect of "thin ideal" television commercials on body dissatisfaction and schema activation during early adolescence. Journal of Youth and Adolescence, 32(5), 367–373
31. Grabe, S., Ward, L. M., & Hyde, J. S. (2008). The role of the media in body image concerns among women: A meta-analysis of experimental and correlational studies. Psychological Bulletin, 134, 460–476
32. Langer-Strobich, M., Wimmer-Puchinger, B, (2004): Schlankheit – immer noch ein Ideal? Unveröffentlichte Studie des Wiener Programms für Frauengesundheit. Wien. Vortrag gehalten beim Essstörungskongress in Innsbruck, September 2005
33. Karmasin Motivforschung im Auftrag des Wiener Programms für Frauengesundheit (2007). Die Wahrnehmung von Frauenbildern in den Medien aus der Sicht von Frauen in Österreich. Zu beziehen über www.frauengesundheit-wien.at
34. Karmasin Motivforschung im Auftrag des Wiener Programms für Frauengesundheit (2008). Körperbilder – Einstellung zu Schönheitsoperationen und Wahrneh-

mung des eigenen Körpers. Zu beziehen über www.frauengesundheit-wien.at
35. Sperry S.; Thompson JK.; Sarwer D.; Cash T. (2009). Cosmetic surgery reality TV viewership: relations with cosmetic surgery attitudes, body image, and disordered eating. Annals of plastic surgery; 62(1): 7–11
36. Gerlinghoff, M. Backmund H., Mai N. (1993). Magersucht und Bulimie. Verstehen und bewältigen. Weinheim Beltz Quadriga
37. American Psychiatric Association (1994). Diagnostic and Statistical Manual of Mental Disorders, Fourth Edition – DSM IV
38. Stunkard A.J. (1959). Eating patterns and obesity. In Adami G.F., Gandolfo P., Bauer B & Scopinaro N. Binge Eating in massively obese patients undergoing bariatric surgery. International Journal of Eating Disorders, Vol. 17, No. 1, 45–50
39. Kolip P. (1999). Programme gegen Sucht. Internationale Ansätze zur Suchtprävention im Jugendalter. Juventa-Verlag
40. Gerlinghoff M., Backmund H. Max Plank Institut für Psychiatrie. München
41. Cooper P. et al (2004). Association between childhood feeding problems an maternal eating disorders: the role of the family environment. British Journal of Psychatry: 184, 210–215
42. Stein Alan et al (2006). Eating habits and attitudes among 10-year-old children of mothers with eating disorders. British Journal of Psychiatry, 189. 324–329
43. Rathner G. (1999). Was Sie über Essstörungen wissen sollten. Netzwerk Essstörungen: Innsbruck
44. Liessmann, K.P. (2008). Zitiert aus seinem Vortrag „Der gemachte Körper – Über die Formbarkeit des

Menschen“ bei dem Kongress „Der gemachte Körper – Körperbilder zwischen Schlankheitswahn, Schönheitskult, Idealisierung und Natürlichkeit“ am 27. und 28. November 2008 in Wien, veranstaltet vom Wiener Programm für Frauengesundheit

## Autorinnenverzeichnis in alphabetischer Reihenfolge

Univ.-Prof[in]. Dr[in]. Maria Deutinger

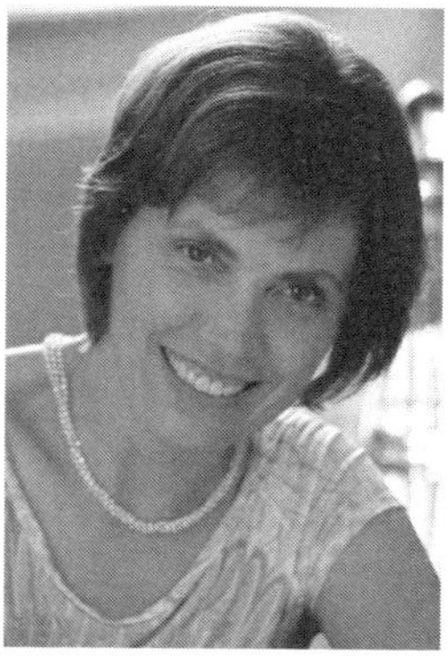

Kongresspräsidentin der gemeinsamen Jahrestagung von DGPÄRC und ÖGPÄRC.

Univ. Prof. Dr. Maria Deutinger ist die Präsidentin der Österreichischen Gesellschaft für Plastische, Ästhetische und Rekonstruktive Chirurgie und leitet die Abteilung für Plastische- und Rekonstruktive Chirurgie an der Rudolfsstiftung in Wien.

Nach ihrem Studium an der Universität Innsbruck absolvierte sie die Ausbildung zur praktischen Ärztin und die Fachausbildung Plastische und Wiederherstellungschirurgie der II. Chirurgischen Universitätsklinik Wien. Seit 1988 ist sie Fachärztin für Plastische Chirurgie, 1993 habilitierte sie in diesem Fach. Univ. Prof. Dr. Deutinger wurde das Europäische Diplom für Handchirurgie verliehen. Sie ist Mitglied zahlreicher internationaler und nationaler Fachgesellschaften.

Auch ihr persönliches Engagement gilt dem Bereich der Plastischen Chirurgie in Ländern der 3. Welt. So war sie schon mehrfach im Jemen tätig und hat dort Verbrennungsopfern zu neuer Lebensqualität verholfen.

Mag[a] Michaela Langer

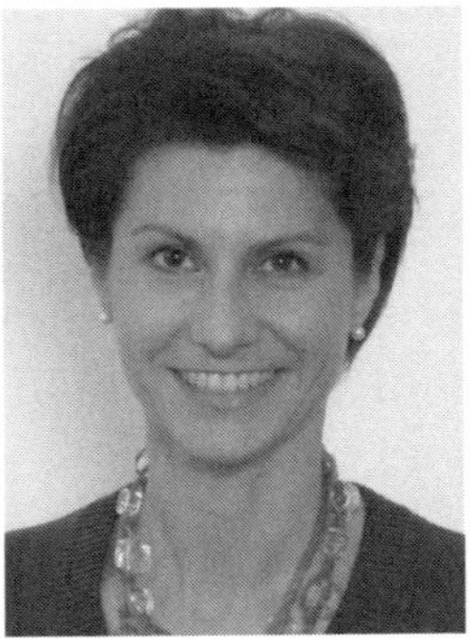

Klinische und Gesundheitspsychologin mit Schwerpunkt Frauengesundheit. Seit 1998 in Frauengesundheitsförderung und Prävention in unterschiedlichen Funktionen tätig: wissenschaftliche Mitarbeiterin am Ludwig-Boltzmann-Institut für Frauengesundheitsforschung, psychologische Beraterin an der Hotline für Essstörungen, im Frauengesundheitszentrum F.E.M. und im Wiener Programm für Frauengesundheit.

## Claudia Richter

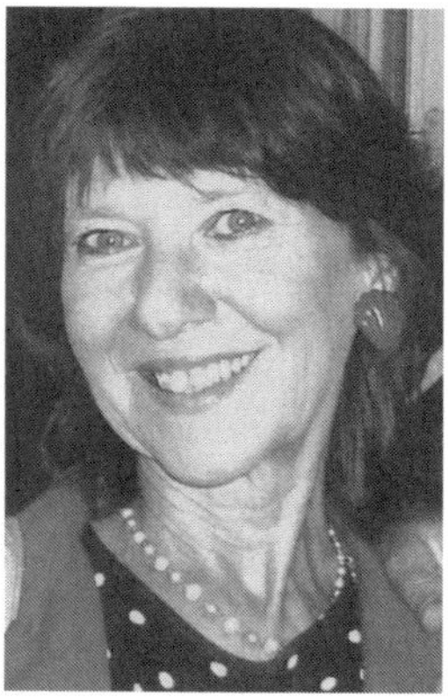

Claudia Richter, Jahrgang 1952, ist seit 37 Jahren Redakteurin mit Leib und Seele. Seit 1993 leitet die gebürtige Villacherin das Ressort Gesundheit in der Tageszeitung „Die Presse". In dieser Zeit hat sie mehr als ein Dutzend Journalistenpreise rund um das Thema Medizin erworben – darunter den Pharmig-Preis oder den österreichischen Preis für Gesundheitsjournalismus.
Eine der großen Stärken der Medizinredakteurin ist es, auch komplexe medizinische Inhalte wissenschaftlich fundiert, inhaltlich korrekt und doch für jedermann verständlich und publikumsgerecht zu vermitteln. Neben den Preisen zählt sie vor allem die vielen äußerst positiven Reaktionen ihrer Leserschaft zu ihren größten Erfolgen.
Zu den Hobbys der Vollblutjournalistin gehören Schwimmen, Tanzen, Lesen, Theater, Reisen, Gesellschaftsspiele und Kochbücher sammeln. Nur Schreiben ist schöner …

Dr. Sylvia Unterdorfer

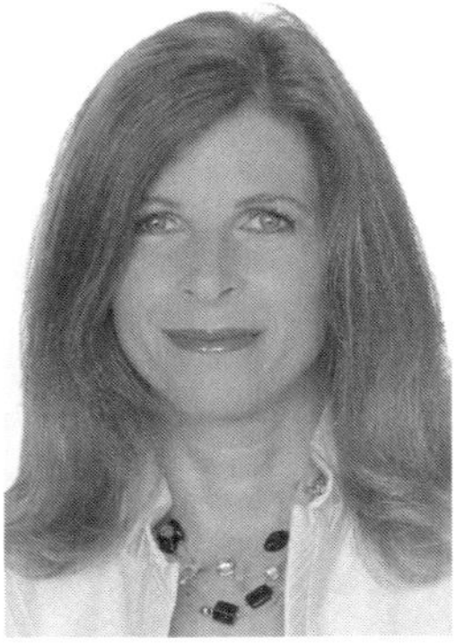

Die Fernsehredakteurin Dr. Sylvia Unterdorfer berichtet seit zwanzig Jahren für den ORF über die neuesten Trends aus Medizin und Wissenschaft.

Die Publizistik-Absolventin filmte in den bedeutendsten Forschungsinstitutionen, nicht nur in Österreich, sondern weltweit: in den USA, Australien, Singapur, England, Deutschland und der Schweiz. Für ihre interessanten und wissenschaftlich fundierten Beiträge zum Thema Gesundheit wurde die Wissenschaftsjournalistin bereits mit mehreren Medienpreisen ausgezeichnet, unter anderem auch mit dem Pressepreis der Österreichischen Ärztekammer und der Ärztekammer für Wien. Sie ist außerdem im Vorstand des Klubs der Österreichischen Bildungs- und Wissenschaftsjournalisten.

a.o. Univ. Prof[in] Dr[in] Beate Wimmer-Puchinger

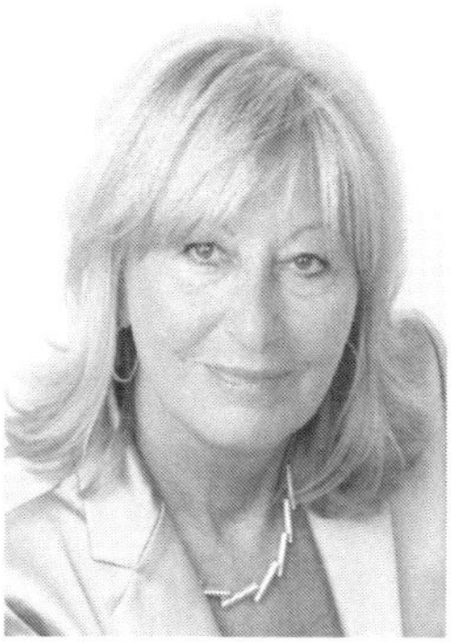

Universitätsprofessorin am Institut für Psychologie der Universität Salzburg sowie Gastprofessorin im In- und Ausland; Klinische und Gesundheitspsychologin. Seit 1978 in Frauengesundheitsforschung und Prävention in unterschiedlichen Funktionen tätig: Aufbau und Leitung des Ludwig-Boltzmann-Institutes für Frauengesundheitsforschung, Aufbau und Leitung der WHO-Modellprojekte Frauengesundheitszentren (F.E.M. und F.E.M. Süd) sowie Aufbau der Psychosomatik-Ambulanz in der Semmelweis-Frauenklinik. Seit 1999 Leiterin des Wiener Programms für Frauengesundheit; Wissenschaftliche Leitung zahlreicher Forschungsprojekte und Verfasserin zahlreicher Buchbeiträge, wissenschaftlicher Fachartikel sowie dreier Fachbücher.

Gastbeitrag

Christian Werner, Herausgeber des kritischen Wellnesshotelführers RELAX Guide

# Stichwortverzeichnis

## C



## D



## E



## F

## G



## H



## I

## J



## K



## L

## M



## N



## O



## P

## R



## S

## T



## U

## V



## W



## Z

*Bettina Pirker / Caroline Weberhofer*

# Schöne bunte Medienwelt

## Was macht mein Kind im Medien-Dschungel?

- Computerspiele und Fernsehen statt Sport und Spielen?
- SMS, Chatten und Email als einzige Kommunikation?
- You-Tube und Facebook als Ersatz für echte Freunde?

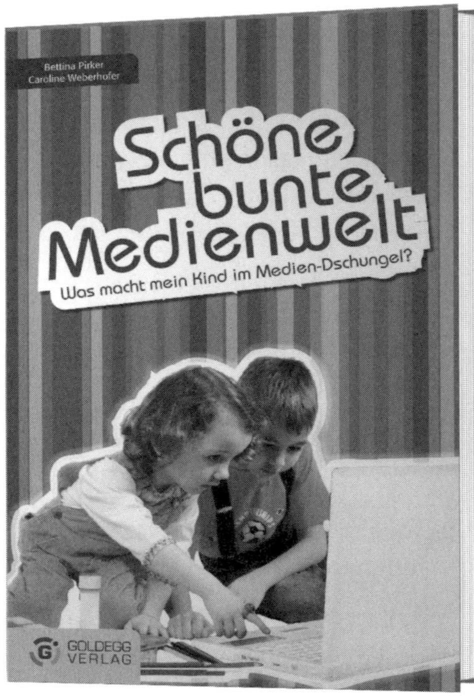


Sind unsere Kinder in Gefahr, machen die Medien und neuen Errungenschaften der Technik sie süchtig oder verstehen wir nur ihre Welt nicht mehr? Den richtigen Umgang mit den Medien zu erlernen ist die Herausforderung der Gegenwart und der Zukunft. In der sich rasant entwickelnden medialen Welt verliert man rasch den Überblick.

Wie verbringen unsere Kinder trotz der Medien eine glückliche Kindheit? Welche Mediennutzung ist „normal", was verursacht zu viel Stress und wo sollten Eltern Grenzen setzen? In diesem Buch erfahren Eltern, wie sie mit ihren Kindern auf Augenhöhe bleiben, wie sie ihren Nachwuchs vor Gefahren schützen können und wie richtige Medienerziehung Vorteile für das spätere Berufsleben bringt.

GOLDEGG VERLAG

br, ca 250 Seiten
Format 13,5x21,5 cm
ISBN: 978-3-901880-13-1

**Preis: 19,80 €**

Bestellen Sie unter +43 (0) 1 505 43 76-30 oder per Fax: +43 (0) 1 505 43 76-20 oder unter verlag@goldegg-verlag.com

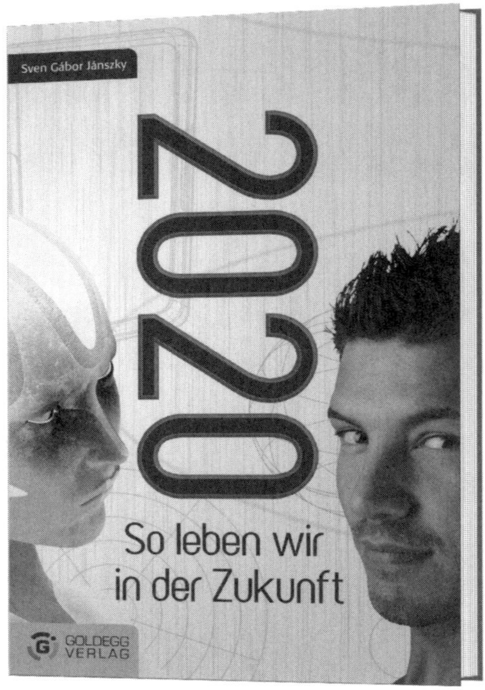
Sven Gábor Jánszky
2020
So leben wir
in der Zukunft
GOLDEGG
VERLAG